全国医学教育发展中心医学教育译丛

丛书翻译委员会顾问　**韩启德　林蕙青**

丛书翻译委员会主任　**詹启敏**

在医学中讲故事：
叙事是怎样改进实践的
Storytelling in Medicine
How narrative can improve practice

原　著　Colin Robertson　Gareth Clegg

主　译　黄　钢　薛文隽

副主译　张　捷　沈　军

译　者（以姓氏笔画为序）

　　　　王宗忠　李　悦　沈　军　宋　彦　张　捷

　　　　周春晖　郑德虎　赵学旻　钟丽波　袁　静

　　　　黄　钢　路　君　薛文隽

　　　　（译者单位均为上海健康医学院）

审　译　陆惠华

U0283593

人民卫生出版社

·北　京·

Storytelling in Medicine 1st Edition / by Colin Robertson, Gareth Clegg / ISBN: 978-1-78523-137-7
Copyright© 2017 by Taylor & Francis Group, LLC

Authorized translation from English language edition published by CRC Press, part of Taylor & Francis Group, LLC; All rights reserved. 本书原版由 Taylor & Francis 出版集团旗下, CRC 出版公司出版, 并经其授权翻译出版。版权所有, 侵权必究。

People's Medical Publishing House is authorized to publish and distribute exclusively the Chinese(Simplified Characters)language edition. This edition is authorized for sale throughout Chinese mainland. No part of the publication may be reproduced or distributed by any means, or stored in a database or retrieval system, without the prior written permission of the publisher. 本书中文简体翻译版授权由人民卫生出版社独家出版并仅限在中国大陆地区销售, 未经出版者书面许可, 不得以任何方式复制或发行本书的任何部分。

Copies of this book sold without a Taylor & Francis sticker on the cover are unauthorized and illegal. 本书封面贴有 Taylor & Francis 公司防伪标签, 无标签者不得销售。

图书在版编目（CIP）数据

在医学中讲故事: 叙事是怎样改进实践的 /（英）
科林·罗伯逊（Colin Robertson）原著; 黄钢, 薛文隽
主译. —北京: 人民卫生出版社, 2022.9
ISBN 978-7-117-33381-8

Ⅰ.①在… Ⅱ.①科… ②黄… ③薛… Ⅲ.①医学教
育 Ⅳ.①R-4

中国版本图书馆 CIP 数据核字（2022）第 140765 号

人卫智网	www.ipmph.com	医学教育、学术、考试、健康，购书智慧智能综合服务平台
人卫官网	www.pmph.com	人卫官方资讯发布平台

图字: 01-2021-0517 号

在医学中讲故事：叙事是怎样改进实践的
Zai Yixue zhong Jiang Gushi: Xushi Shi Zenyang Gaijin Shijian de

主　　译: 黄　钢　薛文隽
出版发行: 人民卫生出版社（中继线 010-59780011）
地　　址: 北京市朝阳区潘家园南里 19 号
邮　　编: 100021
E - mail: pmph @ pmph.com
购书热线: 010-59787592　010-59787584　010-65264830
印　　刷: 保定市中画美凯印刷有限公司
经　　销: 新华书店
开　　本: 710×1000　1/16　**印张:** 10　**字数:** 164 千字
版　　次: 2022 年 9 月第 1 版
印　　次: 2022 年 10 月第 1 次印刷
标准书号: ISBN 978-7-117-33381-8
定　　价: 79.00 元

打击盗版举报电话: 010-59787491　**E-mail:** WQ @ pmph.com
质量问题联系电话: 010-59787234　**E-mail:** zhiliang @ pmph.com
数字融合服务电话: 4001118166　**E-mail:** zengzhi @ pmph.com

以医学教育科学研究推进医学教育改革与发展。

本套译丛的出版对于我国医学教育研究的科学化和

专业化具有重要作用。

医学教育研究要研究真问题，密切联系实际；

要努力发现规律，促进医学教育高质量发展。

译丛序言

　　医学教育是卫生健康事业发展的重要基石，也是我国建设高质量教育体系的重要组成部分。2020年9月，国务院办公厅印发《关于加快医学教育创新发展的指导意见》，明确指出要把医学教育摆在关系教育和卫生健康事业优先发展的重要地位，要全面提高人才培养质量，为推进健康中国建设、保障人民健康提供强有力的人才保障。医学教育科学研究是医学教育改革与发展的重要支撑，发挥着引领作用。当前，我国已经建立起全球最大的医学教育体系，但在医学教育科学研究上还较为薄弱，在医学教育的最新理念和医学教育模式创新上还相对落后。引进和翻译国际权威、经典的医学教育专业书籍有助于拓宽我们的视野，是提升医学教育科学研究水平和掌握国际医学教育新理念行之有效的方法，对我国医学教育事业改革发展有重要的意义。

　　北京大学全国医学教育发展中心自2018年5月成立以来，始终以推动我国医学教育改革与发展为己任，以医学教育学科建设为核心推进医学教育科学研究。2019年5月，中心联合全国20所知名高等医学院校联合发起成立全国高等院校医学教育研究联盟，旨在凝聚各高等院校医学教育研究力量，推动中国医学教育研究的专业化、科学化和可持续发展，促进医学教育研究成果的生成、转化和实践推广，引领和推动医学教育发展。2020年7~10月全国医学教育发展中心携手人民卫生出版社，依托全国高等院校医学教育研究联盟，牵头组织研究联盟中的国内知名院校和知名医学教育专家，组织开展了国际经典或前沿的医学教育著作的甄选工作，共同建设"全国医学教育发展中心医学教育译丛"，期望出版一套高质量、高水平、可读性和指导性强的医学教育译作丛书，为国内医学教育工作者和医学教育研究人员提供参考借鉴。2020年11月，"全国医学教育发展中心医学教育译丛"启动仪式在中国高等教育学会医学教育专业委员会、全国医学教育发展中心和人民卫生出版社共同主办的"全国高等医药教材建设与医学教育研究暨人民卫生出版社专家咨询2020年年会"上隆重举行。

"全国医学教育发展中心医学教育译丛"最终共甄选11本医学教育著作，包括国际医学教育研究协会（Association for the Study of Medical Education，ASME）最新组织全球知名医学教育专家编写的 *Understanding Medical Education：Evidence，Theory and Practice*；既有医学教育中教与学的理论性著作，如 *ABC of Learning and Teaching in Medicine*、*Comprehensive Healthcare Simulation：Mastery Learning in Health Professions Education*，又有医学教育教与学中的实践指南，如 *Principles and Practice of Case-based Clinical Reasoning Education*、*Developing Reflective Practice*。译丛还围绕特定专题，如教师发展、临床教育、叙事医学、外科教育等选择了相关代表性著作。*Medical Education for the Future：Identity，Power and Location* 和 *Professional Responsibility：the Fundamental Issue in Education and Health Care Reform* 则帮助读者从社会学、政治学、哲学等多学科视角理解医学职业和医学教育。

这些医学教育著作在甄选时充分注意学术性与实践性的统一，注意著作对我国医学教育实施和研究的针对性和引领性。为充分开展"全国医学教育发展中心医学教育译丛"工作，全国医学教育发展中心专门组织成立丛书翻译委员会，并邀请第十届及第十一届全国人民代表大会常务委员会副委员长，中国人民政治协商会议第十二届全国委员会副主席，中国科学技术协会名誉主席、中国科学院院士韩启德与教育部原副部长、教育部医学教育专家委员会主任委员、中国高等教育学会副会长、全国医学教育发展中心名誉主任林蕙青担任顾问。邀请国内11位医学教育知名专家担任委员，11所知名医学院校分别担任各书主译单位，秘书处设立在全国医学教育发展中心，具体工作由全国高等院校医学教育研究联盟工作组推进实施。

"全国医学教育发展中心医学教育译丛"是一项大工程，在我国医学教育史上实属首次。译丛的整体完成会历时相对较长，但我们坚信，这套译丛中的各著作的陆续出版将会形成我国医学教育中的一道亮丽风景线,对我国医学教育事业具有重要作用,也必将对我国医学教育学科和医学教育的科学化研究的推进提供强大助力。

感谢北京大学全国医学教育发展中心和全国高等院校医学教育研究联盟为此付出辛勤努力的各位老师,感谢人民卫生出版社的大力支持!

詹启敏

中国工程院院士

北京大学全国医学教育发展中心主任

全国高等院校医学教育研究联盟理事长

2021 年 10 月

全国医学教育发展中心医学教育译丛
丛书翻译委员会

顾　问　韩启德　林蕙青

主　任　詹启敏

委　员　（以姓氏笔画为序）

马建辉　王维民　肖海鹏

沈洪兵　张　林　陈　翔

闻德亮　唐其柱　黄　钢

曹德品　黎孟枫

秘书处　北京大学全国医学教育发展中心

全国高等院校医学教育研究联盟工作组

译者前言

"叙事医学"的概念于 2001 年由美国哥伦比亚大学丽塔·卡伦(Rita Charon)首先提出。叙事医学就是从叙事的角度讲述疾病治疗;叙事医学是由叙事能力践行的医学,它整合了医学的专业性与普世性,为科学与人文之间构建了交流的桥梁。

近百年来,医学技术实现了飞跃式的发展,人类创造了一个又一个医学奇迹。然而,医患关系却似乎总是处于紧张状态。在大多数医生眼里,行医治疗的只是疾病本身,如外科医生在操作"冰冷的"手术刀和医疗器械时游刃有余,然而在面对有思想、有情绪、有温度的患者诉说时,却常常手足无措。"有时治愈,常常帮助,总是安慰",即要实践特鲁多医生墓志铭上的话,仅依靠医学技术显然是不够的。在医学教育中,除了关注疾病本身之外,人文教育也不可缺少,而叙事医学不失为改善这一状况的一条途径。

《在医学中讲故事:叙事是怎样改进实践的》是由科林·罗伯逊(Colin Robertson)和加雷斯·克莱格(Gareth Clegg)主编的一本关于叙事医学的"文集"。其中的九个章节实则是九个独立的文章,从不同的角度探索了医学实践中叙事的"力量"。相信读者在阅读过程中一定会被其中的某个或某些故事触动,同时也能思考并体悟医患的相处之道,学会倾听,学会表达,学会沟通,达到通过叙事改进医学实践的目的。治病不仅仅是疾病的治疗,更是身心的疗愈。

本书由上海健康医学院外语教学部十余位教师共同翻译并校对完成,翻译过程中也得到了众多临床专家的指导与帮助。感谢所有为本书付出辛勤努力的老师和专家们。翻译的过程也是我们学习的过程,我们深深感受到了医学实践中叙事的作用,希望广大读者也能从本书中收获医学中人文的力量。本书仅对原著翻译,所有观点仅代表原作者观点。若翻译中存在任何不妥与谬误之处,欢迎广大读者给予指正。

2021 年 12 月

黄　钢　薛文隽

原著致谢

Our profound gratitude to the many friends and colleagues who have, directly and indirectly, shared, stimulated and guided the stories and writing of this book. My particular thanks are due to David Currie, Eillyne Seow, Wilson Cheong, Mads Gilbert, Azra Hasan, Chris Robinson, Yuen Yen Ng, Andrew Stevenson, Lindsay Robertson and Corey Gill.

CR

To Alistair Bryce-Clegg, Eric Clegg, Denis Brazell, Nick Blair, Paul Gowens and Karl Martin for helping me appreciate the pleasure and power in good stories well told. Alice Clegg for helping me learn to listen better.

GC

Thanks to Katrina Hulme-Cross, Joanna Koster, Julia Molloy, Vivianne Douglas and Jamie Etherington for their assistance, direction and forbearance in its production.

CR and GC
Edinburgh
May 2016

原著作者

Gareth Clegg

BSc(Hons)MBChB PhD MRCP(UK)FRCEM
Senior Clinical Lecturer University of Edinburgh and
Honorary Consultant in Emergency Medicine Royal Infirmary
Edinburgh

Allan Cumming

BSc(Hons)MBChB MD FRCPEd Professor of Medical Education Dean of
　　Students
College of Medicine and Veterinary Medicine University of Edinburgh

Graham Easton

FRCGP MSc MEd SFHEA

Programme Director
Imperial GP Specialty Training Department of Public Health and Primary Care
　　3rd Floor Reynolds Building Charing Cross Campus
Imperial College London

James Huntley

MA MCh DPhil FRCPE FRCSGlas FRCS Ed(Tr & Orth)Senior Attending
　　Physician Paediatric Orthopaedic Surgeon Director of Research

Department of Surgery

Sidra Medical and Research Center Doha, Qatar

Jacques Kerr

BSc MBBS FRCSG FRCEM FRCPEd MDra Consultant in Emergency
Medicine Royal Victoria Infirmary Newcastle

Fiona Nicol

BSc(Hons)MBBS FRCGP FRCPE

Formerly GP Principal and Trainer Stockbridge Health Centre Edinburgh

Honorary Clinical Senior Lecturer University of Edinburgh

Sarah Richardson

MBChB MRCEM

Specialist Trainee in Emergency Medicine Edinburgh

Colin Robertson

BA(Hons)MBChB MRCP(UK)FRCPGlas FRCS Ed FSA Scot Honorary
Professor of Accident and Emergency Medicine and Surgery University of
Edinburgh

目录

导言·· 1

第一章 叙事的力量，故事的力量 ·········· 6

　帮助患者讲述他们的故事　·········· 10

　调整后病史询问的顺序　·········· 12

　第一是倾听，第二还是倾听　·········· 12

　我们的故事　·········· 16

第二章 问诊中的故事·········· 19

　为什么在问诊中故事很重要　·········· 20

　问诊中讲述哪些故事　·········· 21

　如何从有益于医生和患者的角度思考故事　·········· 23

　医生的叙事问诊技巧　·········· 24

　一个有助于理解患者如何讲故事的模型　·········· 30

　结语　·········· 34

第三章 患者的故事，医生的故事 ·········· 37

　为什么患者的故事很重要　·········· 38

　赫尔曼：以任务为导向的问诊模式　·········· 39

　过往经历　·········· 40

　是先天天性还是后天教养　·········· 41

　医生如何融入患者的故事　·········· 46

　亲历见证　·········· 47

　叙事能力　·········· 47

　如何培养医生的叙事能力　·········· 48

患者眼里的看病故事 ·················· 53

结语 ·················· 54

第四章 儿童与故事 ·················· 56

第五章 演绎故事 ·················· 73

讲故事：把医学演绎出来 ·················· 73

戏剧与医学在历史上的联系 ·················· 73

表演的过程 ·················· 74

角色塑造 ·················· 77

排练与团队合作 ·················· 81

剧本 ·················· 82

舞台艺术与表演空间 ·················· 83

表演能带给医学什么启示 ·················· 85

第六章 医学教育和医学培训中的故事 ·················· 87

用患者的故事促进学习 ·················· 88

医学教育中的故事和结构主义 ·················· 92

教会学生倾听患者的故事 ·················· 94

学习者的故事 ·················· 97

教育者的故事 ·················· 98

医学教育与医学培训的"完美结局" ·················· 99

第七章 学生的故事 ·················· 101

医学院：起航 ·················· 102

不同的文化，不同的故事 ·················· 105

返回医学院 ·················· 108

我们可以不断地从故事中学习 ·················· 109

第八章 医院的故事 ·················· 111

第九章　故事结束了吗……………………………………… 127

关于死亡的故事　……………………………… 127

死亡行为　…………………………………… 128

挽救生命还是延缓死亡　………………… 129

谈死色变　………………………………… 130

死亡的质量　……………………………… 134

叙事和"善终"　…………………………… 139

导言

故事是世间至宝，没有了故事，人类也黯然失色。

菲利普·普尔曼（**Philip Pullman**）

真正的问题不在于语言是否精确，而在于语言是否清晰。

理查德·费因曼（Richard Feynman）

　　我们在变化的河流中游泳，因此忘记了水流的速度。套用亚瑟·C·克拉克（Arthur C Clarke）的话说，对于一个世纪前的临床医生来说，我们所进行的医学实践就是魔法，然而，谦逊一点是有必要的，虽然经常被遗忘或边缘化，但对人类健康和福祉的最大贡献来自公共卫生措施：提供清洁的水源和卫生设施、安全的住房、可靠的节育技术和就业。此外，免疫接种、抗生素以及抗病毒药物已经消除或大幅减少了许多传染性疾病的危害。事实上，很少有医学生或年轻的临床医生见过他们父母那代人所经历过的那些常见的儿童疾病，如麻疹、百日咳或腮腺炎。诸如 CT 和磁共振这样的成像技术已经改变了诊断和治疗的方式，并对生理过程提供了独特的见解。麻醉学、急危重症护理学、革新的外科技术和移植技术为从前被认为是科幻小说中才存在的治疗开辟了可能性。期盼已久的基因组诊断和治疗带来的潜在好处正在成为现实，而对照试验和循证评估则是现今医疗服务的标准组成部分。

　　基于这些非凡的发展，若一位观察者认为人们对医学的满意程度应该很高，这是可以理解的，因为我们更加长寿。在富裕的国家，婴儿死亡率很低。对大多数人来说，死亡源于衰老引起的疾病：心脑血管疾病、癌症和老年性痴呆。那么，患者和从业人员的不满意从何而来呢？在所有针对患者体验的调查中，沟通失败是主要的因素。

- "医生盯着屏幕看，没有看我。"
- "医生只是对着我说话，却不听我的想法。"
- "医生问了我一连串问题，希望我回答是或不是。"
- "没有人听我的故事。"

　　临床医生通常用时间压力和诊疗目标来为这些问题找借口，这些是无力的、转移注意力的理由。一些专家只关注他们感兴趣的器官或疾病本身，没有意识到需要将患者和他们的问题放在一定背景中考虑。最近我在一份重要的医学杂志上看到这样一个说法："……若医生在制订治疗计划时能考虑到患者的需要和情况（即背景），那么个性化的医护结果会得到提升"，真的！他们在医学院校的几年时间里，都学到了什么？

在这样的背景下，"辅助性"治疗师在患者中受欢迎且诊疗效果好，就不足为奇了。顺势疗法、芳香疗法、催眠疗法、针灸和按摩都很盛行。"传统的"临床医生受过随机临床试验和循证医学的教育，可能会轻视这些方法并强调潜在的风险。尽管如此，很多患者表示，即使在危及生命的情况下，他们也能从这些疗法中获益。对于某些类型的癌症，使用这些疗法的患者数量高达50%。这是为什么？这些疗法的共同之处在于，无论治疗的性质如何，医务人员都会倾听患者。他们给患者时间，他们有同理心，即使他们不能治愈患者的疾病，他们允许患者讲述自己的故事，以此恢复患者的认同感和个体意识。

本书试图寻回当前医学教育和实践中被遗忘或丢失的一些东西。20世纪的进步确实是非凡的，但也许在这个过程中，我们失去了我们职业的核心，无论是字面上的还是隐喻上的。我们相信讲故事和倾听的艺术是当前医疗实践的中心，它们可以帮助我们与患者及其家属、同事和学生重建联系，它们可以增进我们所要给予的关怀和理解。

因此，本书针对如何将这些技术重新引入21世纪的医学提出了一些建议。在讲述中，有一些故事和事件可能会激起愤怒，让你笑或让你哭，或者只是让你思考和惊叹。这些故事关于爱与失、生与死、各人与各地。故事的贡献者来自不同的背景：初级、二级和三级临床医师，演员，艺术家和教师，最重要的是，他们都是或曾经是患者。与其从头读到尾，我们更建议读者把每一章看作是整体画卷中独立的一个主题。在每一个故事中，讲述者都用自己的声音、性格、节奏和叙述方式诉说着故事。

（李　悦　译）

参考文献

Weiner SJ, Schwartz A, Sharma G *et al*. Patient-centered decision making and health care outcomes. *Ann Intern Med*. 2013; **158**; 573-9.

第一章
叙事的力量，故事的力量
Colin Robertson , Gareth Clegg

每一个人，活着的、未出生的、已逝的，都是故事中的角色。没有了故事，我们就只是寒风中飘零的纸片……

乔治·麦卡伊·布朗（George Mackay Brown）

叙事之于人性，就像呼吸和血液循环一般自然。

拜雅特（AS Byatt）

故事如同呼吸的空气，故事是人类生活中不可或缺的一部分；如同食物和水，故事对于我们生命的成长必不可少；如同身体的感官，故事对于我们能力的发挥至关重要。我们每个人都是自己独特故事的剧作者和叙述者。生命伊始，讲故事就成为我们生活中举足轻重的一部分。从胎儿起，妈妈就常常给孩子讲故事、唱歌。年幼时，妈妈唱的童谣虽然简单稚嫩，却影响着人们童年乃至成年时期思想的形成和处事的方式。故事能够帮助幼年的我们理解生活的世界，为我们塑造希望，也令我们产生畏惧。

自从幼时能够熟练地使用语言，我们与外界的交流就开始急剧增长。有些可能是讲述者和倾听者之间真实的互动，无意识地、条件反射地、毫不费力地进行。继而我们又会本能地把叙事模式强加于我们周围的事件。这样，故事就给我们的生活赋予了情境、机制和意义。我们正是通过故事来理解不断扩大的思想、观念、事物以及彼此之间的相互关系。

我们大脑处理故事的方式并不简单。如果具备合适的素材，我们的大脑似乎就能产生"真实"的故事。即使没有合适的素材，我们的大脑也有能力制造"虚假"的故事。大脑有一种冲动，要把意义和结构强加于所有的信息，甚至随机的信息也不例外。这就是为什么我们会在火星表面的阴影中看到"人脸"，或者在一片面包上看到"耶稣的形象"。德国神经病学家克劳斯·康拉德（Klaus Conrad）把这种现象称之为"幻想性错觉"，即在随机或者无意义的数据中找到某种模式或联系。我们对意义模式的渴望并不仅仅局限在对感官信息的解释，而且也会转化成对故事的由衷的渴望（表框 1-1）。

表框 1-1　短片

影片《弗里茨·海德和玛丽安·金泽》（*Fritz Heider and Marianne Simmel*）的制作者要求观众描述他们看到的情景时，大多数人讲述了这样的故事：圆圈和小三角恋爱了，可是大三角想偷走圆圈，小三角奋力反击，大声呼唤他的爱人逃进房子里。然后小三角保护圆圈进入了房间，他们紧紧相拥，从此以后幸福地生活在了一起。

通过讲述故事给一切模糊不清、随机巧合的事物赋予意义是大脑本能的要求。为此，大脑甚至会倒退逆行、联想过去。库里肖夫效应体现了大脑如何杜撰出一个"背景故事"，而事实上，这个故事并不存在。20世纪初期，苏联电影制片人库里肖夫拍摄了一个短片：将一个没有任何表情的演员的特写镜头与一些其他的形象（一盆汤、躺在棺材中的女孩）交替播放。观众评论说，演员面部的表情随着形象的改变而变化。看到那盆汤时，脸上呈现出饥饿的表情；看到棺材中的女孩时，表现出悲痛的表情。而实际上，演员的所有片段都是同一个特写镜头。很显然，是观众在自己的大脑中编造了"背景故事"。

E. M. 福斯特（EM Forster）在《小说面面观》一书中写道，人生只包含五件事情：出生、饮食、睡眠、爱情和死亡。许多震撼人心的故事反映的都是这些主题，尤其是最后两个主题。人类的故事帮助我们接纳生活的本质，因而我们就有能力去应对生活的广博和纷杂。我们与故事的关系就如同鱼和水的关系：水渗透在鱼的身体中，给鱼提供支持，成为鱼赖以生存的介质。同样，故事也是人类生活中必不可少的一部分。

神经生理学也从人体结构的角度证明了人类的确是为故事而生的。研究者对那些深刻理解故事的倾听者们进行了功能性磁共振检查，结果发现他们的大脑神经活动与故事讲述者的大脑神经活动高度耦合，尤其在负责分辨和想象的初级听觉皮质和颞顶交界处的区域更加明显。由此可见，人与人之间真的可以做到彼此连接，但是一旦研究对象们停止交流，这种耦合就消失了。这种神经元的"镜像"活动也许就是大脑进行虚构模仿的强大能力的基础，同时也是我们理解他人思维活动的桥梁。

故事通常有确定的模式和可预测的组成部分。主要包括以下三个普遍的要素。

- 一个或多个角色人物。
- 问题。
- 解决问题。

假如我们阅读的或听到的故事缺少其中任何一个要素，我们就有一种不满足、不舒服，甚至被欺骗的感觉。当故事缺乏的是解决问题的部分时，这种感觉尤其明显。你可以尝试给一个小孩子讲一个冗长无聊的故事，就会看到

（或听到）孩子表现出的失望沮丧和愤怒。随着年龄和阅历的增长，我们大多数人都会接受这个现实：不是所有的故事都有"结局"。尽管如此，去接受没有结局的故事也并不轻松。当然，对于所有人来说，死亡都是不可避免的最终结局（详见第九章），但是在故事进展过程中，阶段性的结果依然很重要，而且和最终结局同样紧迫且重要：我的疼痛或症状会好转吗？我还能工作吗？还能养家吗？这种病会导致我的死亡吗？

帮助患者讲述他们的故事

患者的故事就是他们的生活，是生命固有的部分，与生命密不可分。故事可以表现他们的性格，确立他们独一无二的身份。倾听患者的故事可以使临床医生明白他们的问题本质，了解他们的焦虑和期望。故事就是我们常说的病史，我们无论怎样强调其重要性都不为过。所有的医学教师都呼吁他们的学生"倾听患者的倾诉，因为他们正在告诉你如何做出正确诊断"，但是很多医学院校的学生、年轻（甚至一些资深）医生依然忽视这条建议，对此不以为然。普遍存在这样的观点，认为一系列复杂、昂贵、侵入性、耗时的检查项目会提供答案。尽管新型医学影像技术、血液检测技术取得了很大的进步，但是这种观点是不准确的。这种方法常常会使病情的诊断更加复杂且令人疑惑。例如，有时可能出现假阳性、假阴性的医学检验结果，或者有些次要的、不相关的检查发现，都可能引起诊断上的混乱。事实上，70%～90%的病例仅需通过病史询问便能做出正确的诊断。

好的临床医生几乎有一种本能甚至神奇的获得准确病史的能力。这对于临床医学实践至关重要。获得这种技能最好的途径是观察那些医技娴熟的医生。那么，作为临床医生，我们该如何帮助患者讲述他们的故事呢？也许你会认为，最大的困难是时间有限。缺乏经验的临床医生常常认为在有限的时间内，最好问患者一些指定的、"封闭式"的问题（表框1-2）。封闭式问题的确非常必要，但是通常仅仅出现在问诊的后期。一开始，应当问一些开放式的问题，适时加上一些鼓励的评语或提示，如"然后呢？""哦"，这是帮助患者讲述他们故事的秘诀。回想一下我们看戏剧或看电影的过程，在人物关系和情节冲突展开前，中断或快进都毫无意义，因为很有可能到后面你会自己推断出结局并获得解决问题的办法。

> **表框 1-2　开放式和封闭式问题**
>
> **开放式问题**鼓励患者讲述。这些问题通常会包含"什么""哪里"，或者"关于这一点请告诉我更多……"等类似的语句。开放式问题特别适用于患者问诊的开始阶段，有助于医生了解病情并鼓励患者讲述病情。
>
> **封闭式问题**寻求一些特定的信息，通常是系统咨询的一部分。例如："你咳嗽吗？""你有烧心的症状吗？"封闭式问题期待患者直接给出"是"或"否"的答案，因此常常阻挠患者讲述故事。
>
> 节选自麦克劳德（Macleod）《临床检查》

　　多年来，传统的获取病史的办法是采用有序的、固定的问题模式。随着结构化的电子病历、清单和表格等形式的推广，问询的格式化现象进一步加剧。传统询问病史的顺序如下所示。

- 现病史。
- 既往病史。
- 用药史及过敏史。
- 家族史。
- 社会史。
- 系统询问患者的健康状况，如心血管、呼吸、泌尿系统等健康状况。
- 是否还有未问及的其他情况？

　　但是这种方法可能已经过时了，因为患者的问题很大程度上与个人的具体情况密不可分。耶鲁大学的贝瑞·吴（Barry Wu）建议可以改变问题的顺序，这样做并不会耗费更多的时间，但是却可以将患者讲述的故事置于更清晰的背景中。首先询问患者的社会史和家族史可能有悖于正常的思维顺序，但是这却能表现出你对患者个体的关心，能够促进医患关系，帮助你了解患者的病情。这可能让你在没有询问现病史之前，就获得一些关于疾患本质的重要线索，例如他们的疾病可能与职业、家庭状况相关。如果能够预先向患者仔细解释这个过程，患者会感觉他们被作为一个真实的个体对待，而不仅仅是被看作"胸痛"或"呼吸困难"的一个病例。正如威廉·奥斯勒(William Osler)说的那样:"好医生治疗疾病;伟大的医生治疗的是患病的人。"

调整后病史询问的顺序

- 社会史。
- 家族史。
- 用药史及过敏史。
- 既往病史。
- 现病史。
- 系统询问患者的健康情况,如心血管、呼吸、泌尿系统等健康状况。
- 是否有未问及的其他情况?

第一是倾听,第二还是倾听

每一个讲述故事的人都希望有一个认真倾听、饶有兴趣的听众,他的参与能够帮助而不是中断或阻碍故事的讲述。可是在实际生活中,这样的听众却很难得,我们基本上都不善于倾听。对医生和患者之间交谈记录的研究表明,只有不到四分之一的患者被允许讲述完他们焦虑和担忧的开场部分。在一项研究中,患者被打断的平均时间是 12 秒;另一项研究中被打断的平均时间是 18 秒。在三分之二以上的问询中,医生立即用某些特定的问题(封闭式问题)打断了患者的讲述。

识别、吸收和解释患者故事的技能通常被称为叙事能力。在某些方面,叙事能力需要我们回复到童年时聆听故事的态度和经历:我们需要认真倾听,以确保不会错过故事的任何结构和观点,确保我们发现故事所有的影射和暗喻;我们需要创造力和好奇心去理解故事,想象不同的结局;我们还需要情感能力以理解患者的心情,了解其性格。

有些人似乎天生具备这样的才能:当你与某些具有超凡魅力的人相处时,他们有能力让你感觉到此刻你是他们生活中最重要的人。他们不会刻意阻止你的讲话,而是会认真地倾听你说的每一句话。人们可以通过后天的学习熟练掌握这些技能。总的来说,除个别情况外,欧洲的医学教育在此领域相对滞后。很多资深的临床医生仍然认为这些观点是不严谨的，或者是自我放任的"软技能"。相反，在北美，叙事能力课程已成为主流医学教学中越来越重要的一部分（表框 1-3）。

表框 1-3　提高叙事能力

- 读"好"的故事书。如果你还不清楚什么是"好的故事书"。你可以去 BBC、Guardian、Telegraph 等网站上搜索"100 本最好看的书"。在阅读时，我们就会"经历"和"感受"主人公的内心斗争。
- 写下你的经历，包括医学经历和个人经历。如果可以的话，将你写的作品与他人分享。仅仅是写作的行为本身就可以帮助你形成和明确你的观点。经过一段时间，重读你的作品，重新评价之前的观点是否是片面的、幼稚的，甚至是错误的。
- 读患者的故事。在《英国医学杂志》中，你能看到很多感人的个人故事。短短的文字可以让我们更清楚地了解患者自身和他们的疾病，以及他们与医学专业人员的相处过程。
- 花点儿时间去反思以上这些事情。

医生最重要的品质之一就是倾听。倾听不仅仅是坐在那里被动地听，它需要主动地参与。主动倾听所需要的不仅仅是耳朵，还需要其他感官的投入。但是很遗憾，技术常常会干扰我们的倾听。你可能认为你能够做到一边在电脑上输入信息，一边认真地倾听，但是事实上你根本做不到。你应当先倾听然后再打字或者书写。

我们很容易打断患者讲述故事。患者可能本身有交流困难，或者可能因为环境或者社会羞耻感而畏于开口。所以，我们要特别关注对方的一些非语言提示，比如面部表情及肢体语言，这些通常能补充或者强调口头讲述的故事。

一些物理因素也可能会妨碍患者讲述他们的故事，比如医生坐在电脑屏幕后面、打电话或所处的环境嘈杂，或者担心讨论可能被他人听到（帘子或者屏风并不能全面保护患者的隐私）。医生的个性或者肢体语言也可能会影响患者讲述故事，但是我们决不应该让我们的性格、自我意识、信仰、道德准则或者偏见阻碍患者的讲述。首先，你必须全心全意地关注坐在你面前的这个人。我们都会有状态不佳的时候，但是当你对患者缺乏关爱时，你就应该问自己：临床医学真的适合我吗？对患者的关注包含了共情，需要注意的是，共情并不是同情。同情是痛苦的表现；而共情向患者传达的信息是，你理解并欣赏他们一部分的经历。为了达到共情，你可以想象他们的故事就是你的故事。站在他们的立场或处境中，你会有怎样的感受，采取怎样的行动，做出怎样的反应呢（表 1-1）？

表 1-1　帮助患者讲述他们的故事

- 尽量表现得从容些，让他们知道你有充足的时间倾听他们说话。
- 要以开放式的问题开始你们的沟通。
- 让他们讲述他们的故事，而不是你希望听到的故事。
- 不要打断患者的讲述。相比于提问，短时的沉默常常会更好地鼓励患者。
- 你真正理解患者在给你讲述的故事吗？如有必要，请他们更清晰地表达他们的意思。
- 把你的患者作为个体去了解。
- 承认他们的情感。
- 了解他们的想法、关切和期待。

获取患者的故事，是开启了医患沟通的第一步。接下来，在各个不同的阶段，你都需要与患者本人及患者家属保持沟通。沟通的内容可能是关于接下来将发生什么，例如，进一步了解患者情况、建议患者采取什么治疗方法、治疗的效果以及可能出现的结果。这个沟通的过程常常令我们感到"很不适"，长期以来，我们接受的是让我们成为科学家的训练，我们熟悉的并且感到舒适的领域是事实和数字、发病机制和病理。但是，我们不太擅长交流不确定性的事物，或者与情感打交道。什么是现实目标？我们能真正理解我们所建议的治疗方案中所包含的风险和好处吗？

我们在医患沟通方面的不足，很大程度上是由于传统教育的缺陷造成的。传统教育中，无论学习的内容，还是考试的对象都偏重事实、数据解释和实践技术。当然，近些年来，有越来越多的考试会考查学生的沟通技能，比如常常由演员来扮演患者或者患者家属，但是，最难传授的是智慧和共情，医生只有具备了智慧和共情才能将所学到的宝贵知识最有效地应用到患者个体身上。

很自然我们都希望患者把自己看成无所不知、谙熟各种现代诊断和治疗技术手段的医者，但是这种想法也会阻碍我们与患者之间的交流。上面这些因素综合在一起，就给医生建立了一个冷漠或疏远的"庇护所"，竖立起医患关系中的"玻璃墙"。还有一些医生采取的态度则是"我具备医学知识，我掌握专业力量，我一定是正确的"。在很多医院和电视讲堂中，"医生就是神"这种思想根深蒂固。

使用叙事或故事的形式可以解决甚至预防很多问题。它所带来的独特的交流好处，使你能与患者交流，帮助患者理解本来很难以解释甚至根本无法解释的观念。医生的叙事方法与鼓励患者叙事的方法在很多方面是对应的，但是还需要补充以下几点。

- 说话要缓慢而清晰。
- 语句要简短。
- 使用患者能充分理解的语言和词汇。
- 使用肢体语言和非语言交流。
- 留出时间给患者理解消化信息。

使用术语、专业词汇或者委婉语等讲述故事，不会受到患者的欢迎。不信你可以问一下你的患者，他们对于你使用的专业词汇理解了多少。即使他们理解了这些词汇，他们又是否能领会其中隐含的意思？例如，很多患者仍然认为"癌症"一词就是"判死刑"，但是事实上他们所患的癌症可能是可以治愈的，或者至少不会马上引起死亡。如有必要，随着患者理解水平的提高，虽然还是使用简单词汇，但是可以逐步提高一些词汇的复杂程度，例如"你的肠道里长了一样东西，它是癌症的一种，但是我们可以治疗这种类型的癌症，可以采用……"

尽管语言是沟通的首要工具，但是有些患者不善表达。这可能是由于他们不知道使用什么词语，也可能是由于他们不愿讲述病情。即使患者不能找到合适的词语表达，他们也能用其他方式描述他们的感受或处境。问询中可以采用非语言方法，例如绘画。绘画可以讲述令人感伤的故事，例如，比较一下艺术家约翰·贝兰尼（John Bellany）移植肝脏之前、期间和之后的作品，我们发现，色彩本身就传递了有关他身体状况的线索。路易斯·尤奈（Louise

Younie）在"培养学生的叙事能力"的论文中展示了一幅她的学生的绘画作品，该作品描绘了她与一名中年女性抑郁症患者沟通的场景。对于不是很有艺术才能的人，一条简单的曲线也能够讲述故事：库尔特·冯内古特（Kurt Vonnegut）曾在他的硕士论文（该论文却被拒录用）中建议使用图表的形式表达故事中的人物和故事本身，以此形象地表达出他们的状态（图1-1）。

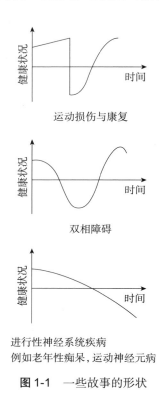

图1-1　一些故事的形状

为了确保患者以及他们的家属完全理解你向他们讲述的故事，可以最后让他们概括重复一下这些信息，尤其是对于某些比较复杂的情况，一些临床医生将问诊的过程进行录制，这就使得患者可以随时重听，吸收并理解问诊的内容。

我们的故事

故事对于构架人类生活至关重要。故事给我们从生活经验中获得的数据赋予了意义，形成一种框架，亦被称为"认知脚本"。在这个框架下，我们可以提出或者解答生活中最本质的问题：我们来自哪里？我为什么是现在的我？我又要去到哪里？从进化的角度来看，为什么故事会成为我们生活中无所不在、必不可少的一部分？我们讲述故事的需要到底是进化性的适应，还是仅仅是遗留下来的习惯或者副产品？进化心理学家乔纳森·高特肖（Jonathan Gottschall）也提出了这个问题："进化是非常残酷的实用主义。看起来似乎属于'奢侈品'的故事为什么没有从人类生活中淘汰？"有以下几种可能：故事可能是一种求偶仪式，一种认知"炫耀"，用以吸引异性；故事也有可能是一种"认知游戏"，就像孩子们通过嬉戏打闹来锻炼身体；人们通过讲述故事来提升智力。或者也许故事是大脑中的"虚拟平台"，就像如"精神全息甲板"或者"飞行模拟装置"那样的虚拟现实装置，可以为我们提供"低成本的"间接体验。这样既能给我们带来神经的兴奋，又无须付出在真实世界中获得这种刺激性神经化学物质所需要的艰辛代价。是不是我们可以利用故事中获得的间接体验，为未来的生活做好思想准备呢？

我们的大脑天生就具备讲故事的能力，而故事又是在我们自身所处的文化背景范围内产生的。我们的故事决定了我们会成为什么样的人，反之，我们也是由我们所处的文化所"允许"的故事创造的。"……就如流水不断地在塑造岩石，故事也一直在影响着我们、重塑着我们。"我们的情感状态对这个过程也有巨大的影响。成功人士的故事通常包含救赎的主题。对于他们来说，负面的事件，例如失败、挫折、损失或者痛苦，往往最后都能转化成正面的结果。通过对人们自述的生活故事的分析，我们发现那些卓有成就的人所经历的救赎的故事是其他人的两倍。

我们的生活故事在不断地进化和发展。随着年龄的增长，故事中人物、主题、情节的复杂性也会相应提高。这个过程似乎在中年时达到顶峰，之后我们的故事就会重新归于简单，也会更加积极、正面。记忆把我们过去的生活编写成一本小说，生活中的重要事件就构成小说的各个章节。我们也可以把我们的未来想象成尚未阅读的章节。

反思一些深刻的问题，譬如"我是谁？""我生活的目的是什么？"，对塑造我们在故事中的身份至关重要。由这些问题所引发的故事能帮助我们更好地掌控生活，能以积极的方式重新改造我们的大脑。在医学中，学习、工作、生活的要求牵引着我们一味的快速前行，忽略了持续性的个人反思。往往只有那些生活中特别重大的挫折困难才会使我们不得不停下脚步，仔细地思考造成我们个人生活或职业生涯失败的原因和背景，这时我们才会痛苦地发现我们对自身的了解是多么的浅薄。于是我们需要问自己："我究竟是我故事中的受害者，还是我自己命运的主宰者？"

（赵学旻　译）

参考文献

Beckman HB, Frankel RM. The effect of physician behavior on the collection of data. *Ann Intern Med*. 1984; **101**: 692-6.

Charon R. Literature and medicine: origins and destinies. *Acad Med*. 2000; **75**: 23-7.

Charon R. Narrative and medicine. *NEJM*. 2004; **350**: 862-4.

Divinsky M. Stories for life: introduction to narrative medicine. *Can Fam Phys*. 2007; **53**: 203-5.

Hampton JR, Harrison MJG, Mitchell JRA *et al*. Relative contributions of history-taking, physical examination, and laboratory investigation to diagnosis and management of medical outpatients. *BMJ*. 1975; **2**: 486-9.

Rhoades DR, McFarland KF, Holmes Finch W *et al*. Speaking and interruptions during primary care office visits. *Fam Med*. 2001; **33**: 528-32.

Stephens GJ, Silbert LJ, Hasson U. Speaker-listener neural coupling underlies successful communication. *Proc Nat Acad Sci USA*. 2010; **107**: 14 425-30.

Tsukamoto T, Ohira Y, Noda K *et al*. The contribution of the medical history for the diagnosis of simulated cases by medical students. *Int J Med Educ*. 2012; **3**: 78-82.

Wu B. History taking in reverse: beginning with the social history. *Consultant*. 2013; **53**: 34-6.

Younie L. Developing narrative competence in students. *Med Humanit*. 2009; **35**: 54.

延伸阅读

Arbesman S. *The Half-life of Facts: why everything we know has an expiration date*. New York, NY: Penguin Books; 2013.

Cron L. *Wired for Story: the writer's guide to using brain science to hook readers from the very first sentence*. Berkeley, CA: Ten Speed Press; 2012.

Evans D. *Risk Intelligence: how to live with uncertainty*. New York, NY: Simon and Schuster; 2012.

Frank AW. *Letting Stories Breathe: a socio-narratology*. Chicago, IL: University of Chicago Press; 2010.

Smith R. Thoughts for new medical students at a new medical school. BMJ. 2003; **327**: 1430-3.

Spiro H, McCrea Curnen MG, Peschel E *et al*. *Empathy and the Practice of Medicine: beyond pills and the scalpel*. New Haven, CT, and London: Yale University Press; 1996.

第二章

问诊中的故事

Graham Easton

叙事医学在很多方面革新了医疗行业的思维方式，那么在医生或专业医务人员的日常问诊中，叙事医学又意味着什么呢？本章将讨论这场叙事革命是如何影响医疗的核心——医患之间的问诊及沟通行为。本章将详细叙述在问诊过程中进行叙事理解对医生和患者有何帮助，介绍一些将叙事理论付诸实践的方法，并引入一套针对问诊行为的叙事框架，以便更好地理解患者所要讲述的故事。

为什么在问诊中故事很重要

叙事医学认为，患者（及其医生）通过构建故事（或叙事，我将交替使用这两个术语）的方式来理解健康和疾病。当生活出现混乱时，我们总是迫切地想回归到正常秩序，这时便本能地求助于叙事结构。我们将新故事编进旧故事，通过这种方法来理解这段新经历，让现实具有意义，如同使用语言不断地编织一幅挂毯将其成形。

基于这种叙事视角，我们可以将问诊行为视为医生和患者试图讲述的故事。这就意味着，在问诊过程中，你与患者之间的对话并不仅仅谈论疾病本身，这些对话故事可以创设一个全新的现实。医务人员不仅要关注患者的故事，还要协助患者构建疾病和健康的故事，这些故事能帮助诊断病情，令医患双方都满意，因此是有意义的。医生也是患者故事的共同缔造者。医学比以前更多地帮助患者讲述"恰当"的故事，如同精神科护理所做的那样，帮助人们讲述自己的不同故事。

当然，讲故事、听故事并非医生的全部工作内容，他们仍需要成为一名专家：判断哪里出了问题，做出临床诊断，安排医学检查以及做手术，等等。但不要忘了这一切都是在众多故事编织的网络下进行的。

问诊中讲述哪些故事

问诊过程中充满了故事,你可以将其想象成一道"故事大餐",其中包含了众多不同的故事佐料。简单来说,我们重点关注三大主菜的故事食材,分别是患者的故事、医生的故事,以及医生和患者共同创造、彼此分享的故事(图2-1)。

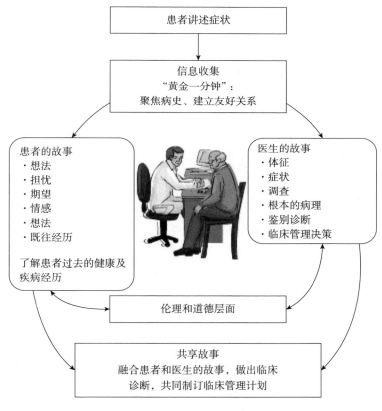

图2-1　问诊中的三个主要故事

在给患者看病时,你往往习惯于听他们讲述自己的故事。有些只是片段("医生,我的腿疼死了……我已经受不了啦"),还有一些是比较完整的故事,有很多细节和清晰的情节("这一切都始于上周二,当时我正在花园里忙活着……")。患者可能有好几个故事要讲,也可能只有一个故事。这些故事可能很完整,也可能残缺不全,还可能随着时间的变化或倾听对象的不同而发

21

生改变。但无论它们以何种形式呈现，这些故事或者叙事都是患者选择如何与你讲述有关他们疾病的事情，通常都比较私密，添加了重要的情境和意义，并希望与你一起分享。如果你在诊断或治疗时没有察觉到这种情境，或者没有自如地结合患者当时的叙事，那么这种诊断或治疗很有可能是毫无意义的，或者是对患者没有帮助的，而且更有可能也是不够准确的。正如威廉·奥斯勒（William Osler）所言："请倾听你的患者，他正在告诉你诊断结果。"也正如斯图尔特（Stewart）及其同事所言，临床问诊中最大的一个问题就是没能让患者说出自己的故事。因此，作为医生，我们需要密切关注患者的故事，成为协助患者讲述他们要表达的故事的专家。

然而，使用叙事结构讲述故事的并不仅仅是患者，作为医疗专业人士的你也有自己的故事需要"讲述"。自从在医学院校求学时，我们就一直学习如何对患者进行专业性描述，这也是一种医生之间描述患者疾病的叙事体裁。如果你是一位经验丰富的临床医生，那么对于这样的故事你非常熟悉，因为你之前已经听过很多次了。这个故事包含了患者的当前主诉、既往病史、家族史及社交史、用药史，以及检查结果、你的调查、鉴别诊断和临床管理计划等。

这种医学叙事在收集相关信息用于指导诊断和治疗决策方面非常奏效。虽然医学病历能有效回答"这个人得了什么病"这样的问题，但是它剥离了患者叙述个人遭遇时对疾病客观、真实、科学的详细描述，会产生"非人性化"的风险。换句话说，在患者的故事中，主人公或者主角通常就是患者自己；但在医生的故事中，主角往往是身体或疾病。医生的故事会忽略患者经历的"灵魂"所在。因此，从叙事角度来看，医生必须尝试两头兼顾，既要进行至关重要的专业描述，又要关注患者的个人故事，这就好比一边摸头一边拍肚子。问题是，医生的专业故事往往淹没了患者的故事。在繁忙的诊室里，时间一分一秒地流逝，医生大多试图关注于讲述专业故事，而以牺牲患者的个体故事为代价。

问诊中的第三道主菜食材便是医生和患者共同创造、彼此分享的故事。从某种意义上说，这并非一个独立的故事，而是患者故事和医生故事的融合体。讲故事是一种交互式的社交活动，由叙述者和倾听者共同创造。正如米什勒（Mishler）所言，临床任务通过话语中两种声音的相互作用来完成——医学的声音和患者"生活世界"的声音。挑战在于如何创造一个双方都能接受，同时又有意义的故事，既能满足医生的专业需求，又能满足患者的个人需求。从实践角度看，这种共同创造意味着让患者参与医疗决策过程，一起讨论临床管理计划，对诊断权力再平衡，真正做到以患者为中心。

如何从有益于医生和患者的角度思考故事

那么，医生为何需要费心思考问诊中的叙事理念呢？这对医生或患者有何帮助呢？

或许最显著的好处在于，叙事视角为问诊提供了另一种思考方式，尤其关注患者的故事，重视与患者共同决策、共同制订管理计划。时刻提醒保持医患之间的权力平衡——谁的故事最大声，最清晰？它也是我们在临床实习和分析问诊时可以使用的另一个工具，尤其是在出现偏差的时候。

劳纳（Launer）认为，叙事范式通过关注我们每天听到的故事、信仰、文化的巨大差异，重新激发我们的职业好奇心，丰富我们的日常生活。如果将故事视为做出改变的强大内驱力，那么在每一次面对患者的问题时，就能够缓解我们在"医疗工作"中感到的压力。

以患者为中心，就是要把患者的故事作为问诊的重点：关切地倾听故事、理解故事并且在诊断时把故事考虑进来。研究表明，以患者为中心的问诊方式与临床治疗措施相关，例如开具正确的治疗处方、获取可靠的病史以及告知患者合适的信息。还可以确定的是，有效的沟通能减少病情调查、患者转诊和预约随访。莱文森（Levinson）等人的研究表明，如果医生清晰无误地和患者一起沟通就诊安排和诊疗预判等事项，通常不太可能遭到投诉。

以患者为中心的问诊方式也是与患者共情的重点：从患者的视角看问题，理解患者内心的感受。患者似乎都希望得到有同理心的医生的照护。越来越多的证据表明，共情可以加强医患关系、提升医患双方的满意度，甚至还可以改善临床结果，比如对糖尿病患者而言。

尽管我们都知道这些，但医生还是会在患者刚刚开口讲述 20 秒钟的时候就打断他们。当患者的叙述被打断时，问诊就会偏离以患者为中心的讲述。患者往往又要从头开始，重新讲述一遍，反而要花费更多的时间。了解患者如何讲述病情故事，也清楚如何帮助他们，那么就能做到以患者为中心，达到提升共情的效果。

这种叙事方法也同样强调问诊的协作性,中心任务是共同创造医生和患者都能接受的故事。越来越多的证据支持医患双方在诊断过程中共同决策。

- 患者对医疗照护更加满意。
- 患者可以掌握更多信息。
- 患者对临床决策更有信心。
- 患者更加积极地参与医疗照护。
- 患者可能更加遵守自己选择的治疗方案。
- 对健康结果没有明显的不良影响。
- 对健康结果有利的证据较少(因为缺乏足够的长期随访)。

然而,针对患者经历的调查结果显示,虽然医生认为他们应当与患者一起共同决策,但在实践中他们却很少这样做。也许叙事法能改善此情况。

医生的叙事问诊技巧

那么,医生和专业医务人员如何在实践中对问诊进行更好的叙事理解呢?

首先,我们传授的沟通技巧和问诊模式可以理解为医生如何帮助患者讲述故事、如何与患者一起创建共享故事。以下介绍几个关键技巧。

开放式问题

我们要学会使用开放式问题，在问诊之初不要提出让患者回答"是"或"否"的问题。虽然封闭式问题（要求具体的答案，通常需要回答"是"或"否"）在回答具体的临床问题时是有用的（例如预警症状、系统回顾或过敏史），但阻止了患者讲故事。相反，开放式问题可以鼓励患者讲述他们想要讲述的故事：以他们想要的方式开始，并让故事朝着他们预想的方向发展。

我们在问诊刚开始时提出的那些问题甚至会引导患者讲述的故事。例如，我经常说，"早上好，×先生。今天我能帮您什么吗？"这句话通常比较有用，患者会讲述他们想要让我听到的故事。但是有几次，我发现患者一脸困惑地看着我，欲言又止，然后不再开口说话。这种反应好像是在说："我真的没有想过你能帮我什么。我本来是想告诉你发生了什么事，然后再接着讲下去的。"但我的开场白把他引向了一个他意想不到的方向，完全让他措手不及。在交谈中处于主导地位的是我，而不是患者。因此，我们要对自己提出的问题深思熟虑，它们会妨碍还是促使患者讲故事。我们应该把主动权交给患者。

或许你心存顾虑，如果鼓励患者讲述故事，比如问开放式问题，是否有"捅了马蜂窝"的风险。患者可能会越说越多，从而让你本来就很忙碌的工作被迫加班到越来越晚。但有证据表明，这种情况不会发生。有一项研究显示，在不被打断的情况下，大多数患者其实在 45 秒钟之内便结束了讲话；即便是最健谈的人也只讲了 2 分 30 秒而已。

积极倾听

积极倾听的技巧有很多,包括使用鼓励性的肢体语言、鼓励性的言语(例如"嗯""啊哈""我明白了"或"请继续……"等副语言)、眼神交流、点头和沉默不语等。当你在听朋友讲故事时,你可能会很自然地使用这些技巧。你会身体前倾、眼睛注视讲述者、点头或者讲一些话鼓励对方。其中最重要的是,当朋友想要表达时,你给了他们讲述的机会(这被称为叙事中的"话轮转换")。通常情况下,使用肢体语言(例如关心的皱眉或适当的肢体触碰)表达同理心的效果远比使用具体言语(例如"你对此一定很难过吧。")显得更加真诚和有效,这也是一种向他人表明你积极参与故事的有效方式。

想法、关切和期望(ICE)[1]

这是一种"以患者为中心"的三位一体问诊法:现在看来或许有点老套,但这仍然是一种引导患者表达想法、关切和期望(ICE)的重要问诊技巧。从讲故事的角度来看,患者往往有意无意遗漏某些故事片段。这些技巧能让你了解患者心中的想法、关切和期望,也能帮助患者讲述最重要的故事情节。这些比较私人化的、带有个人情感和前后关联的信息有助于作为医生的你和患者共同创造一个能够引起双方共鸣的故事。在问诊时,如果你尽早地确认了患者的关切,也能帮助患者,避免其在问诊后期出现焦虑情绪。

---

[1] 译者注:ICE 为原文中 ideas、concerns 和 expectations 的首字母缩写。

总结

总结是一种有效的讲故事手段。向叙述者（患者）表明你一直在倾听，而且通过总结也让双方确认是否对当前的故事感到满意。医生通常认为，只需要在问诊快结束时做下总结就可以了，但其实"早总结，多总结"是个更好的做法。有时候，我们还可以让患者做总结。不过，这种做法对问诊中默认的力量平衡提出了挑战。

提示

　　提示(明确告诉患者下一步要做什么)是一种叙事技巧。将患者引入你想讲述的专业故事中,而大多数患者对此并不熟悉。你可以使用一些提示语,从开放式问题转变为关键问题或封闭式问题。例如"谢谢你! 现在我想问你几个细节问题,以便我弄清楚到底发生了什么事。你觉得可以吗?"这种比较礼貌的询问其实是在提醒患者将注意力转移到你的专业故事上去。但是,如果在问诊时不对这种节奏的变换加以引导和解释,医生就会显得有点"专横"和"粗鲁",甚至会让患者感到莫名其妙(例如,当你很唐突地询问患者的性行为史时,患者或许无法理解这个提问与皮肤病有何关系)。

暗示

在问诊过程中，患者会发出一些言语或非言语的信号或暗示。这些信号可能很微妙，但在问诊过程中却是非常重要的。作为医生，我们不能错过这些信息。我们要捕捉到这些信号，并要意识到它们有助于引出患者故事中的关键信息，而这部分故事可能是患者从未讲述过的。例如，当患者不止一次地重复"担心"或"紧张"等词语时，他们可能是担心自己患有与压力相关的疾病，但又不知道如何表达。遇到这种情况，你可以说，"我注意到你已经数次提及了'精神压力'这个词。你是担心这个吗？"

患者的故事并不总是"大声"讲出来的；许多暗示可能是非言语的。从叙事角度来说，留意这些暗示就是要读懂患者故事背后的潜台词，通常留白也可以表达与口述故事一样的含义。例如，当患者出神地凝视前方时[内贝尔（Neighbour）称之为"向内搜索"]，你可以给他思索的空间，然后问他是否想聊一聊他刚刚在想些什么；对于那些几欲哭泣的患者，你可以说，"我注意到当我们在讨论某某问题的时候，你似乎有些难过……你想和我聊聊吗？"

在帮助患者讲述故事、密切关注患者故事、与患者共同创建故事的过程中，我们能学会这些技巧。不过也有人想搞清楚，这种叙事视角到底能给问诊带来哪些具体的好处。全科医生兼家庭治疗师约翰·劳纳（John Launer）专门描述了一种基于叙事的问诊模式。

劳纳（Launer）将其称为 7Cs 模式[1]，这是一种基于叙事的思维方式，也是一个非常实用的理论框架。具体内容如下。

- **交谈**：交谈不只描述现实，也可以创造现实。交谈本身可以被视为一种干预。劳纳（Launer）和他的团队传授的"以交谈求变化"技巧，就是教我们寻求差异与联系，探索新选择和新现实。
- **好奇心**：你可以怀着好奇心来引导患者重构故事。好奇心对人、指责、解释和事实都保持中立的态度。

---

[1] 译者注：7Cs 模式指劳纳提出的以 7 个 "C" 字母开头的单词构成的一种模式，这 7 个单词为：conversations、curiosity、contexts、circularity、co-construction、caution 和 care。

- **背景**：可以利用好奇心重点关注患者的家庭（家谱图会是有用的触发故事）、病史、信仰以及价值观。该患者有怎样的生活背景？该患者对你有什么样的期望？
- **循环性**：这里指的是远离因果线性概念和不能改变的问题，从而帮助患者关注意义本身。或许我们可以使用一些循环式问题（可以基于患者使用过的词汇，向他们提出一些问题，也可以提一些能够激发患者描述故事而非解释故事的问题）进行问诊。
- **共同构建**：你要做的是和患者一起构建一个故事，这个故事比现有的故事更真实，也更容易让人明白他们都经历了些什么。
- **谨慎**：别不切实际，别掩饰不足，也别让患者感到不安或害怕。
- **关怀**：在劳纳（Launer）看来，这是整个问诊过程的核心内容。失去了关怀，其他一切都是徒劳。

　　劳纳（Launer）还提到了一些其他有助于理解患者故事的实用技巧，这些技巧来源于"介入式访谈"的概念。这个概念最初由意大利家庭治疗师团队在20世纪80年代提出，后来加拿大心理学家卡尔·汤姆（Karl Tomm）将其进一步拓展。相比"介入式访谈"，劳纳（Launer）更喜欢使用"以交谈求变化"这个术语。这些技巧可以在以下四种主干问题类型之间进行切换：线性问题（事实性问题，例如，医疗文书涉及的问题）；策略性问题（引导性问题，旨在将人们引向特定的方向，例如，"你为什么不试试……？"）；循环式问题（见前文，旨在让人们了解世界是循环性而非线性运转的）；反思性问题（一种特殊的循环式问题，旨在引导人们以一种新的方式思考熟悉的经历，例如，"如果你减肥了，情况会如何变化？"）。

　　意大利米兰团队、汤姆（Tomm）和他们的追随者还强调了另外两个核心原则：跟踪式语言（选取并使用患者使用的词汇）以及反馈跟踪（根据患者的叙述而不是你脑海中的想法进行提问）。

一个有助于理解患者如何讲故事的模型

　　可以说，叙事医学运动是医疗保健领域一场伟大的哲学革命。我在前文介绍的那些实用技巧和原则确实能给问诊带来一些理论上、概念上的益处，但问题是,有多少医生或医护专业人员真的了解患者是如何讲述故事的? 你知道一个故事包括了哪些基本元素,或者一个不完整的故事里缺少了哪些元素吗? 如果我们真的参与并进入故事当中,难道不应该知道这个故事到底应该是什么模样吗? 我在此介绍一种叙事模型,或许对医生问诊有实际的帮助。

在 20 世纪 60～70 年代,美国社会语言学家威廉・拉博夫(William Labov)对纽约数百种自然语言交谈进行了研究,并得出如下结论:完整、自然的个人叙事一般包括六个关键要素(图 2-2)。

人们对该模型的优缺点存有争议,尤其是,认为它关注事件而非经验。尽管如此,拉博夫(Labov)的这种结构分析法为个人叙事研究领域提供了一种研究范式,很多研究者要么参考引用或直接使用,要么根据自身需要对其进行修改后使用。我们在对问诊中的患者故事进行研究时也会用到这种模型。大部分患者在问诊中所讲述的故事都是真实的个人叙述,这种模型为理解这种叙事提供了一种循证的起点。

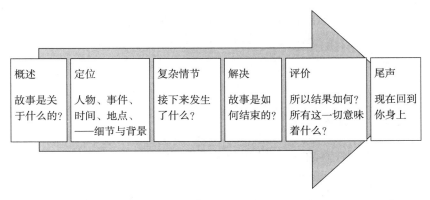

图 2-2　改编自拉博夫的个人叙事社会语言学模型

以下针对拉博夫(Labov)模型中的不同要素进行解释,并为医生提供一些建议,告诉他们如何在问诊时使用该模型。

1. 概述【开放式】

概述是对接下来所述事件的简短概括。在医学场景中,概述可能是这样的:"医生,我头痛,这种情况越来越严重,我快受不了了……"我们知道,患者经常在家中或者候诊时，就已经想好了要说的话，类似于内贝尔（Neighbour）所说的"开场白"。

如果缺少概述或者表达不清，医生很容易忽略或误解接下来的故事。此时医生可以坦率地请患者以自己的方式讲述他们的开场白。你可以通过总结的方式来确保自己理解了患者的意思；或者在倾听时与患者互动，说一些诸如"请继续……""请说得详细一点儿……"这样的语句鼓励患者讲述完整的故事。

2. 定位【细节】

定位用于回答"人物、事件、时间、地点"这些问题。我们所有人，包括患者在内，在讲述自己的故事时，有时会过于关注细节："那是上周四的事吧？不对，是安妮来的那天……"对于那些易纠结于无关细节的患者，我们可以说些这样的话来引导他继续往下讲："现阶段不要太担心细节，我想知道的是接下来发生了什么。"不过另一方面，某些细节和特征描述可能对故事内容和情感变化具有至关重要的作用。因此，此时要谨防催促患者，否则你可能会错过一些重要的背景细节。

3. 复杂情节【主要事件】

复杂情节是叙事的核心，主要解答"发生了什么事"这样的问题。通常，在日常对话中会有一连串具有某种意义的事件（这也是叙事的基本定义）。但是，一个典型的故事都是通过角色来驱动的，其包含了一些可识别的要素。斯科尔斯（Scholes）对此有清晰地描述。

……对一系列事件的讲述或描述至少包括三个基本要素。
（1）一个事关困境、冲突或抗争的情境。
（2）一位出于某个目的身处该情境的主角人物。
（3）一个设法化解困境的情节。

在典型故事中，这些元素会安排在故事的结构或情节中，如图 2-3 所示。

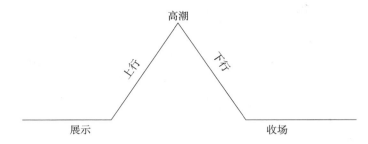

图 2-3　弗雷塔格式金字塔：象征着他的戏剧结构理论

那么这些对于问诊而言，有什么好处呢？故事之所以发生冲突，是因为存在某些障碍阻拦了主角（对我们而言，主角是患者）实现目标。因此，我们需要弄清楚患者的目标和动机，这通常是理解患者故事的关键。医生要了解冲突有可能会在哪里发生，这一点至关重要。冲突可能来源于外部（他人、组织机构、疾病等可视为外因），也可能来源于内部（自尊心、抑郁等）。我们不仅要知道患者的目标是什么以及为什么是此目标，还要弄清楚什么事情、什么原因阻碍了他们实现目标。我们可以借用这样的说法，例如，"我怎么做才能最好地帮到你？"或者"哪一件事情对你最有帮助？"等来识别故事冲突的关键点并加以解决。

4. 解决【结局或收场】

这是故事叙述的最后部分，也是关键部分。结局不一定圆满，但要有某种解决方案。患者来找医生是为自己的疾病故事寻求解决办法的，而医生的工作就是帮助患者找到可接受的解决方案。有时，患者所讲述的疾病似乎已经得到了解决（例如，"我两周前得了皮疹，但现在已经好了。"），这时候，医生需要判断故事是否真的到此结束，以及患者期望的结局到底是什么（有可能这意味着患者得了某种慢性疾病），或者这是否意味着需要讲述另一个不同的故事（例如，患者过敏的故事）。

5. 评价【意义】

这部分在模型中的作用是为了让故事重点更加清晰，主要解答了"结果如何?"的问题。拉博夫(Labov)把"评价"看作是"除基本叙事句型外最重要的元素",而雷斯曼(Riessman)将其称之为"叙事的灵魂",既向我们阐明了故事的重点,也展示了叙述者如何渴望被人理解。对于医生和患者来说,这部分叙述对理解其意义至关重要。患者可能告诉你:"我之前从未发生过这种事,一定是哪里出了问题。"但也可能什么都不说。所以,你的任务就是帮助患者引出故事的意义。这种意义可能在于弄清楚他们的想法、担忧和期望(ICE);也可能在于探究类似价值观等更加宽泛的话题。

6. 尾声【回传】

这是结束叙述的信号,叙述者在提醒倾听者回到叙述的起点。例如,患者说:"好吧,我今天说得够多了,该你说了吧?"或者在问诊时说:"医生,我不知道你是否可以帮帮我。"又或者说:"也许没什么大碍,我也不想浪费您的时间,但我想还是来看一下比较好。"重要的是,医生要能意识到这是患者发出的回传信息,是在提醒我们,该轮到我们开口说话了。

当然,患者的叙述并不总像图表中展示的那样整齐划一。拉博夫(Labov)自己也承认,评价或者说叙述者对故事含义的解释,往往穿插在整个叙事过程中,而不只是出现在结尾。很多医生也发现,不少患者会在问诊中途或者快结束时才开始讲述故事。问题的关键在于,医生要准确理解患者叙述个人故事时的所有要素,同时知晓患者的叙述目的。

有人可能会说,拉博夫(Labov)的结构分析法会让分析显得过于肤浅,忽略了人际互动的微妙之处,过多地关注于会话内容而不是会话方式。但这种结构法并不妨碍对问诊故事进行更深层次的分析。事实上,诸如领悟患者的暗示、留意患者的肢体语言或副语言等深层次问诊技巧会更有助于理解叙事结构。

结语

我们可以把医生和患者之间的问诊视为不同故事之间的某种碰撞。理解问诊中的叙事可以打开医患沟通的新视角,更好地实现以患者为中心的协作问诊。本章介绍了一些实用的技巧和原则,旨在指导医生在问诊中更好地从叙事视角帮助患者讲述自己的故事,并与患者共同构建一个彼此满意、彼此分享的故事。此外,拉博夫(Labov)提出的个人叙事结构分析模型也很有用,为医生识别和参与真实叙述、把握核心叙述要素提供了一套可行的方法。

(袁　静　译)

参考文献

Beckman HB, Frankel RM. The effect of physician behavior on the collection of data. *Ann Intern Med*. 1984; **101**(5): 692-6.

Clark JA, Mishler EG. Attending to patients' stories: reframing the clinical task. *Sociol Health Illn*. 1992; **14**(3): 344-72.

De Silva D. *Evidence: helping people share decisions*. London: The Health Foundation; 2012.

Elwyn G, Frosch D, Thomson R *et al*. Shared decision making: a model for clinical practice. *J Gen Intern Med*. 2012; **27**(10): 1361-7.

Halpern J. What is clinical empathy? *J Gen Intern Med*. 2003; **18**(8): 670-4.

Labov W. *Sociolinguistic Patterns*. Philadelphia, PA: University of Pennsylvania Press; 1972.

Launer J. *Narrative-based Primary Care: a practical guide*. Oxford: Radcliffe Medical Press; 2002.

Levinson, W. Physician-patient communication: a key to malpractice prevention. *JAMA*. 1994; **272**(20): 1619-20.

Little P, Everitt E, Williamson I *et al*. Observational study of effect of patient centredness and positive approach on outcomes of general practice consultations. *BMJ*. 2001; **323**(7318): 908-11.

Marvel MK, Epstein RM, Flowers K *et al*. Soliciting the patient's agenda: have we improved? *JAMA*. 1999; **281**(3): 283-7.

Mercer SW, Reynolds WJ. Empathy and quality of care. *Br J Gen Pract*. 2002; **52** Suppl.: S9-12.

Mishler EG. *The Discourse of Medicine: dialectics of medical interviews*. Norwood, NJ: Ablex Publishing; 1984.

Neighbour R. *The Inner Consultation: how to develop an effective and intuitive consulting style*. 2nd ed. Oxford: Radcliffe Publishing; 2004.

Pendleton D, Schofield T, Tate P *et al*. *The New Consultation: developing doctor-patient communication*. Oxford: Oxford University Press; 2003.

Roter D, Hall J. *Doctors Talking with Patients/Patients Talking with Doctors: improving communication in medical visits*. 2nd ed. Westport, CT: Praeger; 2006.

Scholes R. *Semiotics and Interpretation*. New Haven, CT: Yale University Press; 1982.

Silverman J, Kurtz S, Draper J. *Skills for Communicating with Patients*. 2nd ed. Oxford: Radcliffe Medical Press; 1998.

Sobel RJ. Eva's stories: recognizing the poverty of the medical case history. *Acad Med*. 2000; **75**(1): 85-9.

Stewart M, Brown JB, Weston WW *et al*. *Patient-centred Medicine: transforming the clinical method*. Thousand Oaks, CA: Sage Publications; 1995.

Stewart M, Roter D, eds. *Communicating with Medical Patients*. Thousand Oaks, CA: Sage Publications; 1989.

第三章
患者的故事，医生的故事

Fiona Nicol

我们看不见事情的本来面目，因为我们站在自己的角度看待事情。

阿娜伊斯·宁（Anaïs Nin）

在很多家书店，都有一面墙放满了患者写的关于患疾经历的书，还有一面墙放满了医生写的关于行医经历的书，我真希望他们彼此读一读对方的故事。

丽塔·卡伦（Rita Charon）

我们每个人都有自己的故事，这些故事成就了今天的我们。过去那些或美好或糟糕的经历会对我们未来的行为产生影响。我们的生活都植根于个人经历，而同样的经历却以不同的方式影响着不同的人，这一点我们心知肚明。当有人告诉你在某些特定情形下他们的行为方式时，你曾有多少次对此感到惊讶？作为一名全科医生，有时我感到自己不会再对他人的所做、所言、所为惊诧。然而，当看到有人向至亲至爱者隐瞒真相时，或者看到因为隐瞒真相而对其生活和人际交往产生后果时，我还是会感到震惊。作为医生或医学专业人士，我们需要承认这些差异，竭力协助患者在困境中寻找前行之路，帮助他们从一个个人空间前往另一个更舒适的个人空间。医生角色的目标是："有时去治愈，常常去帮助，总是去安慰"。

为什么患者的故事很重要

患者会因为各种原因来看医生，但很多时候并非因为严格意义上的医疗缘故。他们有意无意地诉说身体出现了哪些症状，讲述着来看病的理由。只有对患者的情况有所了解时，我们才能更好地帮助他们。因此，深入了解患者的背景故事就显得格外重要，这样会使医患沟通更加充实、富有成效。其实，我们是在和患者共建一种合作关系，医生拥有医学领域的专业知识，而患者则在另一方面更加了解自己的身体状况、精神状态及背景故事。充分了解患者，意味着少一些主观臆测，少一些批评谴责，同时让我们更具同理心。有研究表明，如果患者感觉医生了解自己，他们会更愿意聆听并遵循医嘱。医生想要尽自己所能做到最佳，就必须具有真正的同理心和共情能力。

知识点 3-1　背景故事

　　一种提供历史或背景环境的叙事，尤其指文学作品、电影或电视连续剧中的人物介绍或情景介绍。区别在于，患者的背景故事绝非虚构。

我们与患者构建工作关系时，即使见面十分钟也应该让患者感受到力量，让他们感觉能更好地应对当前状况。皮特（Peter）和伊丽莎白·泰特（Elizabeth Tate）将行医中对患者的了解过程描述成筑墙的过程。医生同患者每见一次面都会增加一份了解，就如同在筑墙时多放上一块砖头，这样有助于增进对患者的认识，理解他们的生活状态。或许历经多年，你仍然没有筑造完成了解患者的那堵墙，但你已经能更好地理解他们了。在医院，医生是医学专家，但其实很少有机会去充分了解患者。然而，我们却可以尽可能多渠道地收集患者信息，并有效利用和患者共处的时间。

患者故事影响着问诊过程中的医患沟通，而问诊又是治疗过程的核心环节。通常情况下，问诊是面对面进行的，而现在问诊则越来越多地通过电话、手机软件的方式进行。假如你不是和患者进行面对面问诊，那么你需要确保完全了解患者故事，避免冒然做出不正确的假设，这一点尤其重要。即便患者仅仅因为出现明显轻微咳嗽症状而来就诊，你也要深入了解他们来看病的真正原因。他们可能觉得，相比以前，这次咳嗽久未痊愈，担忧是否患上了必须使用抗生素才能治好的"严重"感染。他们记得小时候每次因为咳嗽、发烧去看医生时，医生只要开些药就把他的病给治好了（其实，这是因为病毒感染的自愈现象）。所以现在作为成年人患者，他们希望往日情形再次出现。再者，如果这个患者刚刚照护过因罹患晚期肺癌离世的父亲，他可能高度怀疑自己的咳嗽也和肺癌有关，生怕医生查明真相加以证实。这些念想，其实都受到患者过往经历的影响。

赫尔曼：以任务为导向的问诊模式

塞西尔·赫尔曼（Cecil Helman）是一位医学人类学家，也是一位曾经行医多年的全科医生。他研究了与健康、疾病有关的文化因素，认为来看病的患者很想找到以下六个问题的答案。

（1）发生了什么？
（2）为什么会发生？
（3）为什么发生在我身上？
（4）为什么是现在发生？
（5）假如我什么也不做，将来会发生什么？
（6）我应该怎么做？我应该找谁寻求进一步的帮助？

这是一个典型的以任务为导向的问诊观，我们应该通过患者的眼睛，而非单纯的治疗模式来关注以上问题。

艾瑞克·伯恩（Eric Berne）提出的人格结构理论可以帮助我们了解不同风格的问诊行为。伯恩描述了三种心理状态：家长式、成人式、孩童式。无论何时，我们每个人都处于其中某一种心理，而这决定着我们如何思考、如何感受以及做出何种回应。我们可能是一位比较挑剔、关心他人的家长，可能是一位思维缜密的成年人，也可能是一位天真、尚未自立的孩童。传统的问诊模式一般介于家长式的医生以及孩童式的患者之间，而这却不符合任何一方的利益。想要打破这种问诊模式，首先需要弄清楚我们和患者各自处于何种心理状态。如果双方都是家长式，那么面对面问诊很有可能徒劳无益。对于大多数患者而言，理想的问诊模式应当是成人式的会面模式。

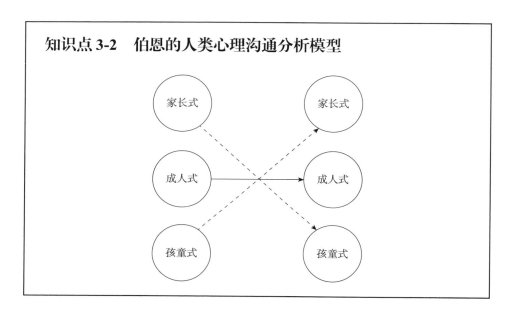

知识点 3-2　伯恩的人类心理沟通分析模型

过往经历

患者从小认为医生无所不能，但是他们也发现很难与医生进行成人式的双向沟通以实现共同诊疗。他们认为医生知晓一切，希望医生像慈爱的父母那样把自己当成孩子对待。当你给这样的患者提供医疗选项时，他们会反问，假如是你的话，你会做何选择。所以，要弄清楚这类患者的真实想法比较困难，你可能会直接说出你所认为的最佳诊疗选择。然而，一旦治疗结果对患者不利，他们可能会自此陷入困境，无法前行。这种结果也会让你自责自己没有做好，没有应对好局面，你可能会因此过度补偿患者，或者试图迎合患者。另外一种可能性便是患者自此以后不再来找你看病，却没有给你任何解释。无论哪一种情形，都不是医患双方希望看到的结果。相反，医生都希望被他人所喜欢，更不希望发生与患者相对抗的行为。甚至在诊疗过程中，有的医生允许患者扮演"严厉家长"的角色，而把自己当成"孩童"。如果我们足够坦诚，就不会否认，其实医生希望被所有的病患认可和喜欢。大多数医生之所以从事医疗行业，是想帮助他人。然而，这并不意味着任何事情都要顺从患者的意愿。患者可能认为自己在医生的世界里占有某种特殊的地位（也许这是一种执念），会渐渐习惯于每月定期前往医疗机构去看医生。他们会把看病的故事以及自己的身体不适状态讲述给朋友听，而这种身体不适状态又需要让医生定期检查才能加以缓解。还有一些患者则有意无意地试图改变医生的想法。

内贝尔（Neighbour）描述了医生的两个问询领域，认为两者之间有可能交叉，也有可能不交叉。向医生提供相关临床信息以便进行诊断及制订医护计划是十分必要的，同时也有必要让患者认为，他们已经得到了想要了解的所有信息。假如医生没有做到这一点，患者可能觉得自己没有得到充分的诊疗。临床诊断不是件易事，但也不是个难题，因为我们在大学时就已经努力学习如何进行临床评估。然而，所有医生还需要具备另一种新能力，即知晓产生健康问题的背景是什么，并弄清楚这些背景又是如何影响患者的。有些事情发生在我们身上并带来影响，所以有必要找到背后的原因和意义。患者常常自问："这种全新经历对我的个人计划有何影响？"那么医生也应当经常自问："出现这种问题以后，对于这个患者意味着什么？"正是这种人类共享的文化遗产——好奇心，提升了医患沟通的关联度和医疗效果。

是先天天性还是后天教养

我们肯定不记得出生时的情形，但父母会讲给我们听。父母对我们的影响格外深远，他们孕育并赋予了我们生命，以他们的方式将我们抚养成人。

患者的信念和动机决定了他们是否接受医生的意见和建议，我们对此无法掌控。基于这一点，ICE问询模式由此形成。

- 想法（Ideas）
- 担忧（Concerns）
- 期望（Expectations）

知识点 3-3

回想一下你认识的任何一对同卵双胞胎。

- 你能分得清这对双胞胎吗？你是怎样分清的？
- 他们之间是否存在一些不易察觉的外表差异？
- 他们之间有心智差异、情绪差异吗？
- 既然双胞胎是同卵基因，那引起这些差异的原因是什么？
- 这对双胞胎是如何看待对方的？
- 他们的差异对他们的行为产生了怎样的影响？

知识点 3-4

思考一下，在以下不同环境中出生的婴儿会如何长大成人。

他们将如何看待自己？

他们将认为自己是谁？

他们会把自己看作什么样的人？

- 约翰（John）36 岁，索菲娅（Sophia）37 岁，都是职场人士，结婚 10 年，备孕 5 年未果后付费进行试管婴儿。在失败 3 次后，索菲娅（Sophia）终于成功受孕，这让她十分开心。怀孕期间，她曾出现高血压、偶发性阴道出血等并发症状。在怀孕 30 周时她成功诞下一早产儿，经 4 周新生儿特别照护后出院回家。索菲娅（Sophia）给婴儿喂食奶粉，同时也在努力尝试母乳喂养。

- 克里斯塔尔（Crystalle）16 岁，和领取救济金的单身母亲一起生活。她无兄弟姐妹，家里也无其他成员，感觉妈妈对她也不怎么关心。她曾经交往过好几个男朋友，但他们都不曾真心地视她为伴侣或朋友。后来，克里斯塔尔（Crystalle）怀孕了，但不确定这是谁的孩子。不过，她还是打算留下这个婴儿，因为她想"有个人去爱"。当她在产前诊室待产时，很少有人来看望她，不过孕期还算平安无事。后来她足龄顺产了一个婴儿，体重正常，出院回家后也顺利地开始了奶粉喂养。

- 克里斯（Chris）和珍（Jane）都是三十多岁，未婚。两人在 16 岁时便相识，至今已有 4 个孩子，最小的 3 岁，最大的 9 岁。克里斯（Chris）在一家呼叫中心工作，任经理职位，他们居住的地方离双方父母家也不远。珍（Jane）是家庭主妇，在照顾全家的同时，她还在当地一家小学做保育员，照看另外两个孩子。她认为自己是"天生的母亲"，附近很多小孩都喜欢去她家玩，享用她制作的烘焙美食。她独自一人在家产下了第五个孩子，也没有出现任何并发症。婴儿很快就能母乳喂养，小孩子在"厨房里茁壮成长"，而厨房也是这忙碌一家人的生活中心。

知识点 3-4 中的短小故事表明，出生方式、家庭地位、父母类型影响着我们每一个人。同样地，我们父母也受到自我认知、自我信仰的影响，他们的成长环境又影响着他们的认知和信仰。不妨回忆一下你的求学经历，你是如何与同龄人、比你小的同学以及比你大的同学相处的？你觉得在学生时代很开心吗？你是很想回到学校岁月呢，还是很开心这段时光早已远逝？老师们都是怎么评价你的？你在他们心目中的形象标签是什么？（调皮小孩？勤奋学习的孩子？缺乏想象力、闷头苦干的孩子？开心果？小捣蛋鬼？）其实，每个人都被贴上了标签，我们要么泰然处之，要么花很长时间努力撕掉旧标签，重新获取一个自己认可的新标签。在学生时代获得的成就感对我们有深远的影响。

哪些人是我们的朋友？我们是否意识到，之所以成为朋友，是因为我们个性相似，志趣相投吗？我们是擅长社交并结交众多好友的人，还是独来独往不需要任何人陪伴的人？

我们在学校参加学业测试时排名第一吗？在参加足球比赛时倒数第一吗？还是恰恰相反？我们对自我的认知足够准确吗？我们是否不愿意承认其实自己很难交到朋友，但是又愿意付出一切和朋友们打成一片？我们是如何应对这种状况下的复杂心情的？我们是否曾经遭受过他人的欺负、霸凌，甚至虐待？

知识点 3-5

桑德拉（Sandra）和小她五岁的弟弟詹姆斯（James）都出生于20世纪60年代的一个中产家庭，父亲是当地一家工厂的经理，母亲在一家律师事务所兼职做秘书工作。桑德拉（Sandra）上小学时，学习成绩一直名列班级前五名，能读会写，和同龄人无异，也很合群，非常受同学们欢迎。詹姆斯（James）也在同一所学校上学，他的老师恰好也教过桑德拉（Sandra）。有一天，他妈妈来接他放学，他听见老师对妈妈说，"真可惜，他没桑德拉（Sandra）聪明。"詹姆斯（James）感觉自己很失败，而他当时只有五岁！后来，父母求助医学专家，想知道为什么他不能像姐姐桑德拉（Sandra）那样很快学会读写。令人遗憾的是，詹姆斯（James）被诊断患有阅读障碍症。医学专家还发现他是左利手，于是重新教他怎么使用左手握笔写字。这一切整整持续了一年，占据了詹姆斯一年的生命时光。

- 想一想，这段经历会如何塑造詹姆斯（James）对自己的长期认知。
- 这将如何影响詹姆斯（James）与这位老师和父母在当时及未来的关系？
- 如果你认为詹姆斯（James）太小，不会很在意别人的这些评论，请你再思考一下是否果真如此。
- 詹姆斯（James）对自己的认知将如何影响他未来的成长？成年以后，他将如何应对类似于疾病的困难和逆境？

我们和父母的关系如何？父母是否真的爱我们，完全接受我们？父母对我们的美好期望让我们感受到明显的或不显现的压力了吗？现在的我们已经成年，是否可以如实地审视一下我们同父母的关系？对于父母的期望，你是拒绝，还是违背自己的意愿欣然接受？还有兄弟姐妹们，他们又是怎样看待自己，看待他们所处的家庭地位？而这又会不会影响我们和兄弟姐妹的家庭关系？

我们的成长及过往经历影响着我们的行为方式，这一点在我们生病或身体欠佳时尤其明显。如果你每天习惯性地用脑思考，有很多机会与他人交流，或许你会很想知道流水线上的工人每天是何感受，因为他们和你不一样，他们又是如何在没有任何精神激励的情况下度过一整天的呢。他们是否把自己也看成是生产机器的一部分？还是仅仅将其视为一种谋生手段？这些都存在于潜意识中，也是个人"背景故事"的一部分。有很多明显不真实的事情，但就有人信以为真。然而，不管是否真实、是对是错，只要相信为真，就一定会影响当事人。有人把自己看成是一个失败者、一个运气欠佳者，命由天定，自己无法掌控。但也有人把自己视为强者，能完全主宰自己的命运。还有人坚信，自己时刻受到庇佑，凡事都能逢凶化吉。显而易见，这些极端的立场都会影响一个人在罹患严重疾病时的个人反应。我们每个人的性格和个性都是由我们的背景故事所造就的。我们告诉自己发生了什么，反过来，这些又影响着我们的情绪以及事件的最终结局。

知识点 3-6

回想一下最近一次特别顺利或者特别不顺利的问诊情景。

- 你会如何描述这位患者？
- 这位患者会如何描述你？
- 想出五个形容词来描述一下自己以及这位患者。
- 为什么会这样描述呢？

　　这些词语可能会随着你回想的时间、会见患者时的情形而发生变化。你会用哪些词语形容你的性格和个性？你的同事们是否赞同？如果不赞同，他们会使用哪些词来形容你？

　　有些人接受他人的指责，并认为自己永远不会成功，但首先我们需要了解他们是如何定义成功的。或许他们的想法过于宏伟、不切实际，那么失败也就成为必然且周而复始的。有些人则告诉自己一定能够成功，但他们的目标并不高，而是在先前成功的基础上设定越来越高的目标，然后竭力实现。有些人想方设法地克服所遇见的难题，而另一些人则被埋没于日常问题的浪潮之下。

知识点 3-7

和同事一起回想一位你们都曾当面问诊过的患者，各自写下五个词语来描述他，然后进行比较。

- 相同的词语有哪些？不同的词语有哪些？

- 在和这位患者交流时，是什么让你和同事决定分别使用这些词语来描述他？
- 想象一下，这位患者会使用哪些词语描述他自己，并写下来。
- 你和同事的描述所使用的这些问语有何不同？
- 为什么这些词语有所不同？
- 患者对自己的了解，哪些是不为我们所知的？

由上可知，我们对患者的描述常常过于主观，其实我们并不真的了解他们。

这些过往经历也影响着人们对待死亡的态度。假如有人罹患不治之症，或者患上类似帕金森病这样的神经退行性变性疾病，过往经历将影响他们怎样迎接挑战，抑或是当诸事不遂人愿时又该如何应对。一些人能坦然接受一切，而一些人则容易被小事所激怒。因此，理解背后的前因后果有助于我们成为更有同情心的医生，医治好更多的患者。

知识点 3-8

回想一下，你听到同事用过哪些词语来描述患者，并写下来。（例如，年老、脆弱、健谈、紧张、苛求、粗鲁、易怒、美丽、身材魁梧、无聊、乏味、疯狂、大嗓门、傲慢等）。

- 想一想，为什么这些患者看上去符合这些描述？
- 假如你只用一个词对某一个患者进行描述，那么这个人的真正感受会是什么？
- 患者的过往经历对此有何影响？

医生如何融入患者的故事

我们医生每天一早开始工作，并不是为了让他人不开心。然而，当你听到患者讲述就医经历时，你或许发现你真的让他们伤心绝望过。在计划和实际结果之间往往存在着巨大差距。我们对前来就诊的患者能够产生或积极或消极的影响，但目的总是要让他们受益，防止情况变得更糟。我们可不想成为患者故事里心不在焉、不愿倾听的医生，还总是迫使他们接受充其量无济于事甚至极度危险的治疗。

亲历见证

艾奥娜·希思（Iona Heath）讨论了医生如何亲历见证患者所遭受的痛苦。有些时候，医生爱莫能助，但也不能过度医疗，更不能采取加大用药剂量等无效的干预措施让情况变得更糟。我们要主动地倾听并理解发生在患者身上的故事，这一点特别重要。所以，我们必须具备丽塔·卡伦（Rita Charon）所主张的"叙事能力"，即认识、吸收、理解并被他人疾病故事所感动的能力。她建议医生们积极学习并掌握这种能力。有很多医生已经不自觉地这样做了，但我们还是可以通过精细阅读文学作品、进行反思性写作等方法有意识地训练并践行这种能力。卡伦（Charon）认为，这样做的话，能让医生了解患者、感受疾痛，弥合医生、患者和同事之间的鸿沟；也有利于实现有尊严、有滋养、有共情的医疗照护行为。卡伦的研究成果已经衍生出一个全新的研究领域——"叙事医学"，一种更善于倾听，并理解患者故事的行为。

叙事能力

叙事知识是指如何理解患者所讲述的故事及其背后意义，让我们更深入、更立体、更有效地了解他们所处的状态，这与我们从"医学视角"去了解一个人形成鲜明对比。医学知识虽然重要，但它是客观的科学知识，不带感情，无法区分不同的情形，也无法做到因人而异。例如，我们都知晓急性阑尾炎的症状和体征，但是当一个人坐在我们面前主诉腹痛时，我们还是应当根据患者实际的症状再结合不同的个体情况加以判断。听一听患者的诉说，能让我们更准确地判断是否需要进行手术来医治他的疼痛。和患者相对而坐，倾听并感受他们当前的生活困境，有助于我们更好地理解他们的肠易激综合征，也许医治结果就能够得到更好的改善。

讲述故事的同时还需要有倾听者，这是一个双向的过程。当患者感觉你没有认真倾听时，他们难免深感不快。有很多针对医生的投诉都来源于一开始的沟通不畅，从而破坏了医患关系。如果双方在沟通过程中都很投入，那么彼此都将发生改变，这些改变可能不易察觉，但是真的会发生。充分了解患者的故事能让我们更好地理解他们的经历。

心理分析学家认为，让患者讲述自己的故事是治疗的关键，通过寻找言词来描述这种疾病及其引发的担忧，能够让患者更好地认识疾病，并在某种程度上更好地控制这种因疾病而造成的混乱感。在倾听时，我们可以想象一下，每一种情形都对叙述者产生了怎样的影响，例如生理影响、社交影响，对自身、家人、朋友还有同事的影响。这一点常常被我们忽视。同样，我们还需要了解患者的文化背景，及其对患者日常生活带来的影响。

真正的共情会对医生产生影响，有时甚至让医生陷入进退两难的境地。医生为了秉持客观立场，一般避免过度走进患者的世界，但是真正的共情和同理是需要情感共鸣的，我们必须对此有清晰的认知。

如何培养医生的叙事能力

卡伦（Charon）教医生们使用以下五种方法对书面故事进行评估，以培养叙事分析能力。

知识点 3-9

一套故事分析系统应该包括以下几点（来源于 Charon）。

- 框架
- 形式
- 时间
- 情节
- 期望

框架：指故事的范围、作者的意图。在医学中，我们的兴趣常常局限于生物学层面，视野太过狭隘，以至于错失一些极其重要的观察点。因此，需要扩大参考范围，考虑患者故事的全景面貌。

形式：包括以下五个部分。

- **体裁**：故事的类型，例如：说教式、史诗、悲剧、喜剧、寓言还是讽刺的故事？

- **外在结构**：这是一个具有完整结构的故事，还是一个结构杂乱无章的故事？
- **叙述者**：这个故事是从谁的视角进行叙述的？
- **隐喻**：有些人类学家把生命视为一种隐喻，认为隐喻是人类大脑的工作方式。这个故事是否包含了明显的隐喻？或者这个故事本身是否就是一个巨大的隐喻，暗示着叙述者如何看待事物？
- **措辞**：故事采用的是何种语体和语调？深奥的、学术的还是感性的？这个故事是想影响他人、劝说他人吗？故事使用的是较浅显的、易于理解的口语体吗？
- **时间**：故事涵盖了什么时间段？是按照时间顺序写的，还是先后跳着写的？故事叙述的顺序是否表明了其相对重要性？

情节：故事是由哪些事件构成的？这些事件是否按照某个形式、序列或者因果关系相互关联在一起的？读者将如何看待这个故事，是否认为这一切只是巧合而已？

期望：阅读此故事能满足读者的何种期望？叙述者与写作者的期望又是什么？思考一下，当你在阅读或听闻这个故事的时候，是否唤醒了内心的一些期待？如果这个故事能让你更清楚地认识到自己的需求、渴望以及故事的意义，那么你和故事创作者之间就能产生某种共鸣。

当然，对书面文本进行精细分析与坐着倾听患者的故事截然不同。但是，通过积极倾听并锻炼批判能力，可以让我们以一种更加开放的心态来看待患者的故事。我们仔细倾听，通过记忆和联想来找寻相关信息，借助创造力以及他人经验便能对其含义进行辨别。但有时也难以成功，因为叙述者的故事和我们的自身体验相脱节，我们会发现很难理解他人所言之事。这时，我们就要成为一名有同理心的倾听者，去感受患者的痛苦。

时间不足是困扰所有医务工作者的难题。如果我们只给某个患者看一次病，那么问题的难度还会加大。初级诊疗缺乏医疗照护连续性，患者因同一个问题去看不同的医生，这些都会让问题变得更糟。不难理解，当患者反复向不同的人讲述同一个故事而又丝毫无益时他们难免心力交瘁。在医院，患者有时不得不向急诊科接待员、分诊护士、初诊医生、放射科医生和专科医生重复讲述同样的话，这一现象应当引起我们的注意和足够重视。

我们需要寻找更加有效的方法来加强医患关系。卡伦（Charon）认为，学习叙事技巧有利于缓解这种压力。如果我们学会肯定他人长处、接受他人短处，即便不曾亲历他人之苦，我们也能感同身受、真正地理解他人，就能高效地使用全部医疗设备中的"强大工具"。这个极其强大的工具便是我们自己——"医生"。巴林特（Balint）首次提出"医生"是治病良药的强大力量，认为通过培养叙事能力，我们医生可以成为更有效利用自身性格、自身能力的人。

知识点3-10　一位患者的故事

安妮特（Annette）定期找我看病，她是一位四十岁的单身母亲，身兼两份清洁工工作，前夫留下来两个还不到五岁的孩子，她竭尽全力要将他们养大成人。她是我见过的哮喘控制效果最差的患者，因为做清洁工作时灰尘使她过敏。她已连续几年注射类固醇药物，这次她和我一致同意尝试戒掉这些药物，并在发生急性哮喘时通过使用含口服类固醇吸入器的方法来控制哮喘。但是，每次只要减少类固醇药物用量，她的哮喘便会加重。我让她尝试了各种办法，包括住院治疗、服用类固醇保护剂，甚至采取顺势疗法，但都没能减缓症状。事实上，在她住院接受顺势疗法期间，她的情况可能处于最佳状态。现在想想，她那时是因为不用担心工作和生活上的事，也得到了细心的照护。

我发现每当她情绪痛苦时，她的哮喘都变得很严重。换作他人的话，只要增加吸入式类固醇药物用量、定期使用支气管扩张剂即可，但既然我更改了她注射类固醇的药量，我会格外留意，以防止病情恶化。同时，我也注意到，她情绪上的问题也会引发一些身体上的变化。年复一年，她的哮喘越来越不稳定，服用大量影响全身各系统的类固醇药物后也产生了一系列的副作用：她出现了早期白内障、向心性肥胖、高血压、骨质疏松性骨折、周围血管病以及2型糖尿病等问题。也许很多年以后，她将无法出门，只能待在家里。有一次，我给她完成注射，商量减少使用类固醇药物时，她在门口突然转向我说："我很想联系我的女儿。"我本以为我对她的情况了如指掌，但那是我第一次听她说她还有个女儿。"我还没和你说过，我其实还有一个女儿。我很害怕，我没和任何人提起过她。"她说。

很显然，我之前还不够用心地倾听她的故事，她也是过了很多年以后才鼓起勇气告诉我这个秘密。我请她回到诊室，她便和我讲述了这个令人心碎的故事：她16岁时怀孕了，而在当时的社会，这件事不可能被世人所接受。怀孕以后她仍然和父母住一起，后来在离家不远的一个乡下修道院里把孩子生了下来。她只和这个新生儿一起待了24小时。后来父母过来看望她，母亲坐在床边，父亲则抱起婴儿带到了外面的走廊里。几分钟后，父亲回来了，但孩子不见了。父亲告诉她，她将永远见不到孩子。从那天起，她就真的再也没有见过自己的女儿。

为什么过了这么多年她才突然告诉我这个故事？"你知晓我的一切，所以我不能再隐瞒这件事了。"她说。

这件事情对于当时的这位年轻女孩产生了怎样的情感冲击？现在我终于明白，为什么她每次出现痛苦情绪，总是能引发哮喘。其实我无法改变这一切，但至少我可以见证并感受她曾经和当下的痛苦。

知识点 3-11

斯坦利（Stanley）被转诊到我的诊室进行医治。他55岁，失业，靠领取救济金生活。之前的医生都认为他过于苛求、行为不定、很难应对。我同他首次会面时感觉还不错，答应帮他查一下之前的医生都给他用过什么止痛药，让他第二天再来找我。有一点很明显，他对止痛药上瘾，经常出现头痛、脖子痛，以至于白天无法做事，晚上无法安心睡眠。过了几周，他和我讲述了他的故事：他没见过亲生父母，自小在孤儿院长大。几年前，他在当地码头做管道安装工，在使用氧乙炔喷焊器时，不小心点燃了管道里的气体引起爆炸，飞溅起来的管道碎片扎入了他的脖子，自此以后脖子的受伤处疼痛不止，他觉得之前的任何治疗都无济于事。

这种疼痛也改变了斯坦利（Stanley）的行为举止。他总是眯着眼睛，穿着大号的外套，试图通过左右转动肩膀来减缓疼痛。他很难与人进行眼神的对视和交流，也没法静坐哪怕一小会儿。几个月以来，我试了各种方法帮他减少药物用量，但都没用。斯坦利（Stanley）依然非常依赖止痛药，还不断地试着通过增加药量来止痛。他一直希望能够找到一种神奇的治疗方法让他永远止痛。

有一天他来找我，扔给我一张纸，这张纸是从小孩子作业本上撕下来的，上面画着几个长方形，呈两列摆放，其中有一个长方形被涂上了阴影。斯坦利（Stanley）向我解释，这个阴影框代表他在孤儿院时自己床铺的位置。他还画了这个卧室的平面图，显示这张床和门窗的位置关系。他自从 5 岁时就一直睡在那里，直到 16 岁离开孤儿院。他无处可去，没有家人、没有工作，也没有接受过任何工作技能培训。他说他很讨厌孤儿院的那些工作人员。我问他原因，毕竟工作人员供他吃穿，还提供了住所。他说在孤儿院时，只要他犯哪怕很小的错误，都会受到惩罚。孤儿院卧室有 12 张床，他就被罚站在屋角的那张椅子上，脖子上还挂着一个纸板，上面写着"傻瓜"二字。对他这样的惩罚几乎是家常便饭，让他觉得特别丢脸，他一边说，一边哭。

看得出来，这段经历对他造成了难以磨灭的影响。"我之前从来没和人讲过这件事。"他边说边拿回那张纸，转身离开了诊室。我无法改变发生在他身上的这些事，但是我可以做一名倾听者。至少，我现在明白，想要给他止痛是一件不可能的事情。

斯坦利还是经常来找我看病，想方设法地减少药物用量，但是始终无法摆脱对止痛药的依赖。

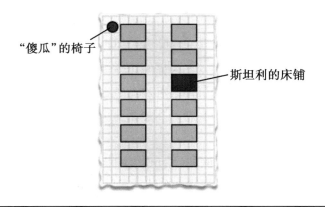

"傻瓜"的椅子

斯坦利的床铺

知识点 3-12

患者的故事很重要，有如下原因。

- 它表明患者所处状况的含义、背景和视角。
- 它解释了患者患病的**原因、过度、方式**。
- 我们听懂故事后，可以帮助患者以另一种对他们有意义的方式重新描述这个故事。
- 如果我们有效倾听了，就能促进共情，就能提升医患之间的相互理解。
- 也许故事会提供一些线索，以便我们更准确地做出临床诊断。
- 倾听故事有利于对患者进行整体治疗。
- 让患者讲故事本身就具有治疗作用。

患者眼里的就诊故事

回想一下上一次问诊时让你感觉并不是十分顺利的那位患者。你觉得这位患者来找你看病前，他有什么想法？他又是如何看待自己的？

患者如何讲述他们找你就诊所发生的故事，在很大程度上，这取决于他们之前看医生的经历。如果你和患者之前已经见过面，这还将取决于他们对你抱有何种期望。

举例来讲，如果患者以前因为腰痛做过 X 线检查，你却建议他们去做不一样的、更深入的检查，这时候患者可能就不太信任你了。那么，当你试图和他们以成人式方法讨论未来治疗选项时，就有可能遭到他们的抵触。他们会像孩子一般蛮不讲理，告诉你他们想要什么，还会拒不让步。

假如有人担心身患癌症，他们可能希望能转诊到专科医生那里接受治疗。对于全科医生而言，可能需要一些时间才能找到更好的解决方案，但你首先需要理解患者的故事，弄清楚他们为什么会坐在你面前，同时了解他们的期望是什么。

知识点 3-13

- 有一位年轻女子，带着两个年幼的孩子，居住在城区艰难度日，她认为政府或者他人有义务帮助她。

> • 有一位长者，工作职位和级别非常高，日程繁忙，但不得不抽空来找一位非常年轻的医生（你），以便得到所需。他认为自己是重要人物，特别忙碌并且不可或缺，习惯于一切都按他自己的方式进行。

有很多电视剧或电影都对医生和医务工作者的形象进行过刻画，这些形象折射出人们对医生所持有的看法和期待。人们只有亲身经历过才能改变固有印象，而这样的改变往往需要很长时间才能实现。我们不想让患者失望，不希望他们一去不复返。有的全科医生能给患者如沐春风般的感觉，但到最后患者还是不会再来找他看病。如果你不是那样的医生，也不必失望。毕竟，患者有权利选择找哪位医生看病，而这也是医生组建医疗团队的好处之一。

结语

每个故事都需要一个叙述者和一个倾听者。讲故事本身就具有治疗作用，能够让医务人员更全面地了解并理解患者。或许我们无法直接缓解患者的痛苦，但至少可以感同身受。每个故事对于叙述者而言都是独一无二的，不同的人讲述同一个故事会有差异，但是同样真实。

故事让我们更好地了解自己，让我们思考并学习诸如伦理学等其他领域的知识。当我们倾听时，我们需要判断讲述内容是否可信；需要思考一下，这个故事到底关于什么，是对其他疾病或事件的隐喻吗？这个故事的叙述角度又是什么？从中能听到谁的声音，为什么？这个故事使用的又是什么样的语言？

故事可能会有重叠，所以需要前后联系、全面考虑。同一疾病故事会有多种不同的诠释，但归根到底，患者才是自己真实故事的真正创作者。然而，当你倾听时，你也可以帮助患者重新构建故事，一起让故事变得更加有意义，让他们更好地把控故事方向。只有用心倾听、与患者共情，医生才能医治好更多的患者。

（王宗忠　路　君　译）

参考文献和延伸阅读

Balint M. *The Doctor, his Patient and the Illness*. 2nd ed. Edinburgh: Churchill Livingstone; 1964, reprinted 1986.

Charon R. *Narrative Medicine: honoring the stories of illness*. New York, NY: Oxford University Press; 2008.

Halpern J. What is clinical empathy? *J Gen Intern Med*. 2003; **18**: 670-4.

Heath I. *Matters of Life and Death: key writings*. Oxford: Radcliffe Publishing; 2008.

Neighbour R. *The Inner Consultation: how to develop an effective and intuitive consulting style*. 2nd ed. Oxford: Radcliffe Publishing; 2004.

第四章

儿童与故事

Jim Huntley

人类应该给予孩子最好的东西。

《儿童权利宣言》，1924年

　　我不知道你是否看过"一个人心灵的地图"。医生有时会把你身体的其他部分画出来，那种图片看起来非常有趣。可要是你碰巧看到的，是他们在画一张关于孩子心灵的地图，你会发现那不仅是杂乱无章的，而且一直在绕圈子。那都是些曲曲折折的线条，就好像卡片上你的体温曲线图，这可能就是梦幻岛上的道路吧。因为梦幻岛或多或少像一个海岛，到处洒着一片片绚丽夺目的色彩，近海有珊瑚礁、轻快的小船；岛上住着野人，还有荒凉的野兽洞穴；有小地仙，他们中很多是裁缝；有河流穿过的岩洞；有王子和他的六个哥哥；有一间茅屋，看上去快要塌了；还有一个长着鹰钩鼻的小老太太。如果只有这些，那还只是一张简单的地图。可实际上，图上还画着去上学的第一天、爸爸、圆圆的池塘、针线活儿、带与格的动词、吃巧克力布丁的日子、穿背带裤、数到九十九、自己拔牙奖励的三便士，等等。这些要么是岛上的一部分，要么是另一张地图的显影。总之，一切都是乱糟糟的，而且没有一样东西是静止不动的。

　　当然每个人的梦幻岛都是不一样的。譬如说，约翰的梦幻岛上有一个环礁湖，湖上有成群的火烈鸟，约翰正在瞄准它们呢。而迈克尔还小，在他的梦幻岛上，是几个环礁湖在火烈鸟上盘旋。约翰住在一艘倒扣在沙滩上的船里，迈克尔住在一个简陌的棚屋里，温迪住在一个树叶缝起来的屋子里。约翰没有朋友，迈克尔在晚上会有朋友，温迪有一条被父母遗弃的小宠物狼。总的来说，这些梦幻岛有着一家人之间的相似感，要是他们站成一排，你就会发现他们有着彼此相似的鼻子什么的。孩子们经常划着小船，登上这些充满魔力的海岸。我们曾经也是如此，而我们至今仍然能听到海浪的拍击声，尽管我们已经不再上岸。

JM Barrie《彼得与温迪》，1911 年
第一章"小飞侠来了"

我的孩子们已经认识到我是一个假先知。我连续预言了一些事故，但它们从未发生。我认为，根据可预见的后果采取先发制人的行动，可以减少随后发生的灾难，但他们似乎对我的观点无动于衷。我解释说事故和错误（除了中性或偶然有利的基因突变）最好避免，这可以很大程度地帮助你们逢凶化吉。他们打哈欠，他们已经听说过这些，但由于所有可能的灾难都没有发生，我的可信度在降低。随着可信度的降低，我的话对孩子们的影响力也越来越低。父母又能喊几次狼来了呢？

这一次，我们坐在车里，穿过一个沿海小镇熙熙攘攘的单行道大街。阳光斜照在用红砖砌成的大楼上，照在人行道和马路上。街上一片光影斑驳，大家都出来玩了。人行道很窄，窄到不能容纳两个人并排行走，所以人们，尤其是孩子们，在路上跳着轻快地舞步，在车流的边缘进进出出。似乎每个孩子都在吃冰激凌，除了那个微笑着拍足球的 4 岁小孩。

我对我的孩子们说，在路边拍球是"疯狂的"。我用了"疯狂"这个词而不是"愚蠢"，但我想表达的是"愚蠢"，不是说孩子愚蠢，也不是说父母愚蠢。弹跳着的足球会偏离轨迹，向外弹射到马路上。在接下来的瞬间，那个男孩会看到球弹到最高处，手忙脚乱地伸出手去抓它，倾斜着身子便快步走到马路上。在男孩意识到自己在做什么之前，这一切会在瞬间发生。在他脑海中，他就是想去抓球。甚至他可能会冲入车辆行驶的道路。接下来就要看运气

了：车辆有多密集？车速有多慢？车离他有多近？司机有多警觉？刹车有多灵敏？

千万不要在路边拍球。我想我的孩子们讨厌我对风险的看法。我妻子告诉我，我的观点是扭曲的。这是一个美好的晴天，每个人都很快乐，一个孩子在拍球。我是唯一担心的人：独自担忧着概率极小的负面事件的发生，担忧着孩童时期可能发生的意外，担忧着某个特定的博尔赫斯笔下的分岔小径[1]。

也许我们需要自己去发现一些东西。我们从错误中学到的比预期的要好。"现实生活"给我们上了最严酷的一课，于是我们"长大了"。然而真的是这样吗？一旦你看到某个周五晚上英国成人急诊室中因酒精引发的大量死亡病例，你就很难做出这样的解释。至少孩子们受伤通常是因为一些合乎情理的事情，比如滑板、爬树或蹦床。

在我们这个由七户人家组成的小飞地里，只有我们家的花园里没有蹦床。我曾多次费力地解释人们在蹦床上是如何受伤的。他们可能从蹦床边缘摔落，头部着地，摔断了脖子。当很多人同时蹦床时，就会失去控制，人们会跳得太高、太随意，落在蹦床边缘或笨拙地撞在别人身上，有时几乎造成了全身各部位的骨折（见图4-1）。如果蹦床建在斜坡上，那是自找麻烦。安全网可能会有用，但也会绊倒你。特技动作是危险的。我的花园里没有这个"撒旦的玩具"的容身之地。当然，我的孩子会去邻居家玩。

乔治·尼森（George Nisse）和拉里·格里斯沃尔德（Larry Griswold）在1936年制作出了第一张蹦床，当时，他们几乎无法预见其中的乐趣。第二年，他们在西班牙语单词"diving-board"（跳水板）中添加了一个"e"，并注册了"Trampoline"（蹦床）作为商标。讽刺的是，这两位发明者来自爱荷华大学，该机构在儿童骨伤科方面做出了世界领先的杰出贡献，其中包括治疗畸形足、髋关节发育不良（发育异常）和脊柱侧凸。

---

[1] 译者注："博尔赫斯的分岔小径"出自阿根廷作家 Borges JL 的短篇小说《小径分岔的花园》。小说中写道"时间永远分岔，通向无数的未来"。

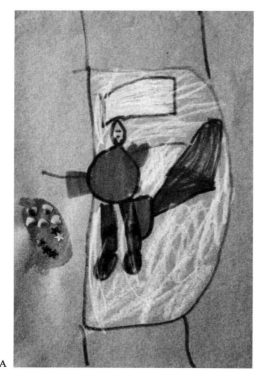

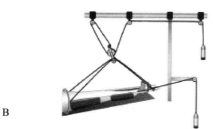

图 4-1　A. 一个 5 岁女童的自画像, 她由于股骨骨折使用了托马斯夹板(固定皮肤牵引和平衡悬吊); B. 教科书上的图示(Huntley, 2013 年), 展示了我的另一个视角。

乔治(George)和拉里(Larry)没有预料到蹦床造成的儿童伤害事件耗资达 10 亿美元。2008 年, 一组研究人员分析了格拉斯哥一家医院所有的前臂骨折病例, 他们发现其中 7% 是由蹦床造成的。很难说, 这个比率是否太高。如果这个数据是 1%, 我会置之不理。如果这个数据是 25%, 我会发动一场禁止蹦床使用的运动。

在我的诊室里, 孩子们总是问他们什么时候能回到足球场上, 这个想法一直萦绕在他们的脑海中(图 4-2)。在苏格兰南部,成人的胫骨骨折的 30% 由运动造成,其中足球占 80% 以上。没有人真的要求禁止足球。但是他们应该提出这样的要求吗?在英国,没有蹦床的后花园是不完整的。蹦床和足球一样,是现实生活中不可缺少的东西。

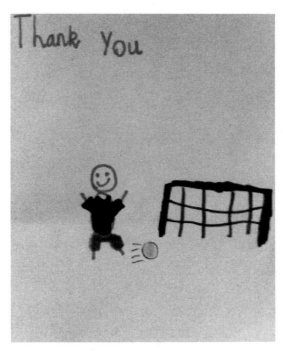

图 4-2 男孩与足球
来自一个 4 岁男孩的感谢信,他在解除石膏后,迫切地回到运动场上。

孩子们:我该如何介绍这数以万计、各不相同的儿童石膏呢?它们如同被海水抛上岸的候鸟,穿越历史、跨越大陆,经历各种变幻莫测的机遇和命运:抒写命运的讽刺诗集。从这些石膏上,你能看到信心和怀疑、富裕和贫困、安全、微笑、幽默(图 4-3)、苦难、气球、风筝、足球、皮疹和单纯的警觉:如同低谷时期情绪的晴雨表。你还能看到生活中的两个骗子[1]:胜利和灾难。

[1] 译者注:此处作者化用了 Joseph Rudyard Kipling 写给儿子的著名励志诗《如果》(If)中的诗句"如果你遇到胜利和灾难,把两者当骗子看待。"(If you can meet with Triumph and Disaster, and treat those two imposters just the same...)

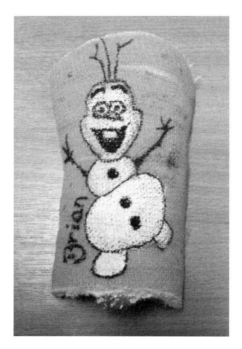

图 4-3 石膏艺术（幽默）

　　儿童死亡率的变化在不同的国家表现出相似的趋势，无论这些国家的科学、政治、社会、经济或文化的境况如何。在 150 年前的英国，0～5 岁儿童的死亡率是 25%。在随后的一个世纪里，这个数字显著下降（图 4-4）埃塞俄比亚、澳大利亚和美国也显示出类似的趋势。儿童死亡的问题和原因已得到充分了解和明确阐释。例如，1860 年，格拉斯哥的一位医生按重要性排序列出了导致婴儿死亡的五个主要原因（罗伯逊，1972）。

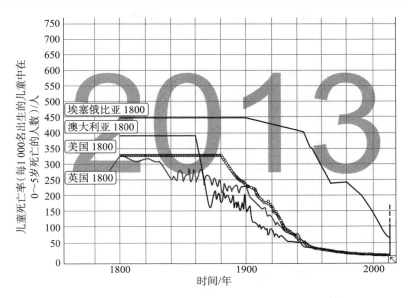

图 4-4　儿童死亡率（0～5 岁）：1800—2015 年间各国每 1 000 名活产婴儿中的死亡人数[1]

- 过度拥挤、污浊的空气、排水不畅和光照不足。
- 缺乏营养。
- 缺少为生病的孩子们设立的医院。
- 早婚。
- 忽视非婚生子女。

罗塞尔博士（Dr Russell）是 19 世纪 80 年代格拉斯哥卫生部负责医疗工作的官员，他曾前往该市最贫困的地区，记录下了那里的贫困和与之相应的骇人的死亡率的第一手信息（罗伯逊，1972）：

他们就在那里死去，小小的身体被摆在桌上或梳妆台上，这样才不会挡道……从开始到迅速凋零，这些孩子的生命只是一个持续悲剧中的一小部分。

鉴于我们已认识到问题的实质及其解决办法，那么关于儿童死亡率的问

---

[1] 译者注：原著中图题为 "Child mortality (0-5 yrs) expressed as number per 100 live-births, by country, 1800-2015"，与图表内容不符，因此译者将图题中的 100 根据图表数据更正为 1 000。

题就是我们是否应该（或者说可以）加快步伐做出改变？如果我们把时间增量（做出有意义的变革所需的时间段）设定为一年，那么变化的速度看起来似乎很慢。类似指数的死亡率是一个单一的结果，它取决于一系列的变量，其中许多文化决定因素本身就很耗时（建造医院并配备人员；设计和建造污水处理系统；改变文化让女性和儿童接受教育）。其他因素还包括在实践中采用创新，这可能需要很长一段时间才能被接受和采纳（罗杰斯，2003）。可能把时间增量设定为一代人更为合适，即 25 年左右。如果是这样的话，我们只需将7 个比较值归于 X 轴。也许我们已经做得很好，这取决于你从什么角度看。

在英国，人们关注的焦点已经从死亡率和"生来就注定死亡"的孩子转向了"生来就注定失败"的孩子。韦奇（Wedge）和普洛赛（Prosser）简洁明了而又直言不讳地分析了社会不利因素的影响，其中概述了这种转变的发生。他们统计了家庭组成、子女数量 / 父母数量、低收入和糟糕的住房条件，结果显示，"弱势群体"从出生那天起"获得正常发展的可能性就大大降低"。他们最后提出了两个关键问题：

- **社会真的足够关心我们的孩子，从而大大缓解了其家庭的困难吗？**
- **我们是否在乎，那么多人生来就注定失败吗？**

2013 年，《柳叶刀》的编辑理查·霍顿（Richard Horton）描述了一部短片，在片中，当婴儿与母亲进行互动时，如果母亲的反应是迟钝的，甚至全无反应，那么婴儿的痛苦会不断升级，直至表现出退缩。这就是"静止脸实验范式"，这是一个由特洛尼克（Tronick）和他的同事们开发的实验。特洛尼克（Tronick）的电影让观看的人感到难堪。影片传达的信息是：婴幼儿时期的社会交往、依恋和关系是儿童健康发展的基础。越来越多的人认识到，在婴幼儿时期，孩子和照顾者之间存在着"服务与回报"的相互关系，这种互动关系对于复杂的大脑结构的发展至关重要。就人的潜力而言，种瓜得瓜，种豆得豆。疏于照管是"虐待儿童"最普遍的形式；有这种经历的儿童更可能产生认知、执行功能以及注意力管理上的缺陷。

BBC 纪录片《我们时代的孩子》致力于推广儿童发展。温斯顿（Winston）一直是这个系列的主持人。值得注意的是，他关注的是幸福和快乐而不是成就本身。

幸福……已经成为现代社会人们的向往。但成人的幸福很大程度上取决于我们童年时代发生的事情……我们必须谨慎地对待我们对孩子的期望。幸福、满足和智慧不是通过名誉获得的，这是我们社会真正需要思考的问题……

温斯顿（Winston）还告诫人们不要对孩子们的成长环境做出价值判断。他强调爱和支持的重要性，而非保持整洁和干净本身。温斯顿（Winston）注意到，儿童教育、培养、发展对于整个社会而言，在本质上是互惠的。他提到了这部纪录片的名字，讲述了他对这个系列的印象：

它就像一面镜子……《我们时代的孩子》这个片名……被证明是非常合适的。它记录了我们看待自己的方式……《我们时代的孩子》不仅仅关乎孩子，也关乎我们的时代。

负责这个系列的利文斯通博士（Dr Livingstone）强调了玩耍和欢笑的作用：

最令我们惊讶的发现是关于玩耍的，玩耍是至关重要的。我们在数笑声的次数时发现，玩耍使孩子们快乐。孩子们玩得越多，笑声就越多，尤其是他们在户外游玩时。

后来，她引用了心理学家贝尔斯基（Belsky）教授的话：

我们已经忘记了一个事实：一个人可以享受快乐，不担心未来的后果，仅仅是活在当下。我们没有珍惜当下，尤其是在童年时期……

人的潜能和成就之间是存在差距的。这里可能存在着影响几代人的根本性的失败。作为父母、长辈、医生或是作为人类……我们做得如何？谁负责记录我们的分数并填写成绩单？我们的成绩单上写了什么？有一些成绩单会用来比较相对发达国家的儿童幸福感。对于英国和美国来说，这些数据应该是非常令人不安的。

这些数据正在警示人们。[1]

最近,霍顿(Horton)对全球健康目标的伦理(或其他方面)做出了评价。他使用辛格(Singer)的溺水儿童思想实验引入了这样一个概念,即道德义务不再依赖于地理环境(由于交通技术的发展)或他人的行为。辛格(Singer)让他的学生想象这一场景:在去学校上课的路上,他们经过一个浅池塘,一个孩子似乎要溺水了。救这个孩子是件容易的事,但会把他们弄得又湿又脏,上课还会迟到。第一个问题是:"你是否有义务去救这个孩子?"大家一致认为,救孩子的重要性似乎远远超过了带来的不便。

辛格(Singer)继续问以下问题:

如果有人经过池塘,同样有能力救这个孩子,但他却没有这样做。你的答案会有所改变吗?

大家一致说不会改变。也就是说,别人不作为,并不说明我们自己也能不作为。

如果我们把霍顿(Horton)的两个关注点结合起来,一个是儿童发展,另一个是普遍责任,那么从全世界范围看,或许我们有义务培养和支持孩子发挥他们的潜力。

有一个问题是,不是每个人都想发挥自己的"潜力"。回到那个英国急诊室,企图自杀的人的数量让我震惊,那些人在某种意义上没有将潜力发挥出来。一个有些关联的问题是如何来定义"潜力"? 或者更确切地说,它的主题和背景是什么:该潜力体现在哪方面? 由谁来判断? 在何种文化下? 在何种环境下?

尤恩森博士(Dr Eunson)在20年间先后写过两封相当有说服力的信,他在信中强调:援助的优先次序应由当地决定,而不是由"发达"世界所强加,这点很重要。

---

[1] 译者注:此处原文为 "The crocodile is ticking." 出自小说《彼得与温迪》,小说中的虎克船长因为手被鳄鱼吃掉,因此十分惧怕那只咬掉他手的鳄鱼。那只鳄鱼曾吞下一个闹钟,所以肚子里总是会发出滴答滴答的声音,虎克船长每次听到鳄鱼发出"滴答滴答"的声音时,就会吓得撒腿就跑。此处指关于儿童幸福感的数据已经在警示人们。

我们不需要口号，因为人类天生具有了解自身问题的本能。我们会发展自我，使我们的进步也成为我们自身的一部分。

尽管是出于好意，但将发展强加于一个国家是殖民主义的一种形式，长期以来一直是世界的负担。

在他的第二封信中，他描述了这样一件事情：某个慈善援助机构要求一个村庄提供其关键的优先发展事项。他们预计收到的回复会是"一个保健中心、一所学校或是一个灌溉系统"。但实际收到的答复却是"一个足球场"，于是该组织撤回了援助。用尤恩森（Eunson）的话说：

村民们建了自己的足球场，这激发了一种社区精神。第二年他们在没有外界帮助的情况下建了自己的保健中心。

在最恶劣的环境下，考虑到人的"必死性"（而非必然地"发挥潜能"），结果主义的观点是我们应该拯救那些能为他人提供支持的人，这样最终才能让最多的人行最大的善。

我相信人类的天性以及经验和教育，类似于一种地层现象：它最初是液态的，如同淤泥一样，其大部分的形态是通过地表下的模板形成的。我们有可能会提升自己，就如同学生对于事物的理解是基于他们的老师，那些前代的先驱们对于事物的理解那样。用艾萨克·牛顿的话来说：

如果说我看得远，那是因为我站在巨人的肩膀上。

谢弗（Schaffer）是这样探讨人类心理的发展的：

人的天性无法抽象地描述；无论孩子们心理成长的过程如何，在很大程度上都是其他人传袭给他们的文化工具在起作用。

半个世纪前，格策尔夫妇（the Goertzels）从他们对"杰出人物"的童年的研究中归纳出了这些人物具有共同的特征，即"对他们的同代人来说足够重要，以至于值得用文字记录他们"。

> ……父母中的一方或双方都热爱学习，通常精力旺盛且坚持不懈地努力实现目标……

> ……聪明且富有创造力的孩子仍然是社会宝贵的资源……他的才能可能会以超出我们想象的方式回报我们。

"文化"有一种普遍的抑制效应。对于范式的转变，人们往往存在着一种根深蒂固的抵触。突如其来的变化总是与不安、压力和不稳定联系在一起。将我们的行星体系确定为以太阳为中心而非以地球为中心可能被解读为稀奇古怪的言论。文化影响的时间增量可能是以世代为单位计算的，而非一蹴而就的。

文化的分层模式的一部分是我们的文学和艺术遗产；简而言之，就是我们给孩子们讲述的故事。这些是发展、核心价值和认知历史的基础，且由此产生了：人的天性和身份。我们人类有漫长的童年可以与故事为伴。如果我们想点燃民族主义的炭火，可以通过实地考察历史上我们民族取得胜利的战争的遗址，让孩子们了解那些勇敢的斗士和战争的故事；向他们展示剑和盔甲；并且忘却文化成就、社会成就以及文明的外在装饰。

迈克尔·罗森（Michael Rosen）回顾了他作为"儿童文学桂冠作家"得主的时光，描述了英国教育政策与真正的教育之间的脱节。

> 我认为这是一种歧视。书香门第的孩子之所以能够接触到抽象而复杂的思想，必然少不了阅读了大量的散文，而其余的孩子仅仅被提供各种练习题。

他还描述了孩子们看到卡帕（Capa）的摄影作品里西班牙内战中逃亡的难民时的反应。他觉得自己何其幸运，能够坐在那样的空间里谈论并记录经历的或真或假的损失，以及那些如果发生灾难，我们不得不背井离乡也会珍藏的记忆。

罗森（Rosen）描述童年是"你'创造'自己的地方"。当被指责为"永远长不大的孩子"时，他说：

从外表上看，我可能有些孩子气或者说幼稚，因为我有热情。我投身于这个世界。我知道有些人会想：看，你为什么不安定下来呢？

甚至当我读了这篇文章，也读了几本罗森（Rosen）的书之后，我还想在书页上印刷体的标题"长大成人的儿童诗人"前，用蓝色水笔写上脏兮兮但清晰可辨的"拒绝"二字，但保留"长大"一词。

这是急诊室里一个安静的周六早晨。"Q"这个词在这里是被禁止的，因为有一种让人不愉快的迷信[1]，类似于评论者的诅咒，认为它会招致灾难。任何事情都有可能发生，而且也确实发生了。急诊室门口的坡道上传来一阵骚动，两名急救员大喊着伤者的情况："儿童，男性，四岁。走在路上被车撞了。没有意识，戴了颈托。股骨骨折，已用夹板固定。"

我们准备就绪：我负责"开放气道和检查呼吸"。当然，这就是我们接受训练的目的。我们清理了他身侧和破损衣服上的鲜血、泥土和灰尘。他的颈部戴了一个颈托（以稳定其颈椎），他被固定在推车的脊椎板上。鲜血从他的牛仔裤上淌下来，他的腿用夹板固定住了。先别管它了：将注意力放在气道和呼吸上，评估分级，寻找危及生命的损伤。我的左手轻轻地托住他的后脑勺；他已经处于嗅物位[2]了。我侧身低下头，距离他的头部约5厘米：你能感受到他的呼吸吗？（不，还不能）

向下看，观察他胸口的起伏。能看到起伏吗？（不，还不能。）继续观察。我仍然俯着身，观察着、感受着。我把右手伸向他的右臂：找到肱动脉搏动。皮帕（Pippa），一个和我同龄的护士，是负责"检查循环系统"的，她已经在男孩的另一侧弯下腰来，把止血带绑在他的手臂上，轻拍着寻找静脉。尽管我们学习心肺复苏时是按ABC（Airway"气道"—Breathing"呼吸"—Circulation"循环"）的顺序进行的，但实际操作中，在多名急救人员的协作下，三个步骤同时进行。在我把右手伸到他的肘部之前，我就知道情况不妙：在我的左手掌心里，在他的后脑勺处，在颈托之上，什么都感觉不到。

我转头看去，把手缩回了一些。那一刻，我、皮帕（Pippa）和两名救护人

---

[1] 译者注："Q"的读音会让人联想到"kill"。

[2] 译者注：嗅物位是常规气管插管患者所处的体位，便于增加插管成功率。

员心领神会了。头骨碎片和糊状的脑组织被捧在我的手里：这一切都曾代表着那个孩子的身份，他的生命正从我的指间消逝。一切都结束了。

我们迟疑了一下，然后用毯子盖住孩子的身体和脸，我听到从斜坡上传来母亲长长的、低沉的哀嚎。

后来，在"家属室"里，我坐在她的面前。她仍然紧抓着她的购物篮，上面塞着一个泄了气的足球。她一边抽泣，一边告诉我事故的经过，告诉我她儿子的情况。我倾听着她的讲述。

（李　悦　译）

参考文献和延伸阅读

Bjorklund DF. *Why Youth is not Wasted on the Young: immaturity in human development*. Malden, MA, Oxford and Melbourne: Blackwell Publishing; 2007.

Brazelton TB, Tronick E, Adamson L *et al*. Early mother-infant reciprocity. *Ciba Found Symp*. 1975; **33**: 137-54.

Court-Brown CM, McBirnie J. The epidemiology of tibial fractures. *J Bone Joint Surg Br*. 1995; **77**(3): 417-21.

Eunson P. Learning from low income countries: what are the lessons? Communities should decide priorities. *BMJ*. 2004; **329**(7475): 1183.

Eunson PD. Development: are slogans appropriate? *Lancet*. 1984; 2(8410): 1041-2.

Goertzel V, Goertzel MG. Out of the cradle endlessly rocking. In: *Cradles of Eminence*. London: Constable; 1965. pp. 271-93.

Horton R. Offline: neurons, neighbourhoods, and the future for children. *Lancet*. 2013; **382** (9894): 754.

Horton R. Offline: four drowning children. *Lancet*. 2015; **386**(9990): 230.

Huntley JS. The Hunterian Museum (Glasgow). *Scott Med J*. 2012; **57**(1): 1-3.

Huntley JS. Traction and the Thomas splint. In: Carachi R, Agarwala S, Bradnock TJ, eds. *Basic Techniques in Paediatric Surgery: an operative manual*. Berlin: Springer-Verlag; 2013. pp. 101-4.

Kavanagh RG, Kelly JC, Kelly PM *et al*. 2013. The 100 classic papers of pediatric orthopaedic surgery: a bibliometric analysis. *J Bone Joint Surg Am*. 2013; **95**(18): e134(1-8).

Kipling R. If. In: *Rewards and Fairies*. New York, NY: Doubleday, Page & Company; 1910.

Larkin P. This be the verse. In: *High Windows*. London: Faber & Faber; 1974.

McDermott C, Quinlan JF, Kelly IP. Trampoline injuries in children. *J Bone Joint Surg Br*. 2006; **88**(6): 796-8.

Matthews TJ, Hamilton BE. *Delayed Childbearing: more women are having their first child later in life*. NCHS Data Brief No.21. August 2009. Available at: www.cdc.gov/nchs/data/ databriefs/db21.pdf(accessed 12 June 2015).

Mesman J, Van Ijzendoorn MH, Bakermans-Kranenburg MJ. The many faces of the Still-Face Paradigm: a review and meta-analysis. *Dev Rev*. 2009; **29**(2): 120-62.

Newton I. Letter to Robert Hooke. 5 February 1676.

Rogers EM. Elements of diffusion. In: *Diffusion of Innovations*. 5th ed. New York, NY: Free Press; 2003. pp. 1-38.

Rosling H. The joy of facts and figures by Fiona Fleck. *Bull World Health Organ*. 2013; **91**

（12）：904-5.

Rosling H, Zhang Z. Health advocacy with Gapminder animated statistics. *J Epidemiol Glob Health*. 2011；**1**（1）：11-14.

Schaffer HR. *Introducing Child Psychology*. Oxford：Blackwell Publishing；2004.

Shonkoff JP, Phillips DA, eds. *From Neurons to Neighbourhoods：the science of early childhood development*. Washington DC：National Academy Press；2000.

Singer P. Famine, affluence, and morality. *Philos Public Affairs*. 1972；**1**（3）：229-43.

Singer P. The drowning child and the expanding circle. *New Internationalist*. April 1997.

Tronick E, Als H, Adamson L *et al*. The infant's response to entrapment between contradictory messages in face-to-face interaction. *J Am Acad Child Psych*. 1978；**17**（1）：1-13.

UNICEF. Child poverty in perspective：an overview of child well-being in rich countries. *Innocenti Report Card 7*. Florence：UNICEF Innocenti Research Centre；2007.

UNICEF. Child well-being in rich countries：a comparative overview. *Innocenti Report Card 11*. Florence：UNICEF Office of Research；2011.

Van Ee E, Kleber RJ. Child in the shadowlands. *Lancet*. 2012. **380**（9842）：642-3.

Wedge P, Prosser H. *Born to Fail? The National Children's Bureau reports on striking differences in the lives of British children*. London：Arrow Books；1973.

Winston R. 2006. Filming child development. *Observer*. January 2006. Available at：www. researchgate.net/profile/Robert_Winston/publication/275484429_Filming_Child_Developme nt/links/553dd52e0cf2c415bb0f79d6?origin=publication_list（accessed 4 August 2015）.

第五章

演 绎 故 事

Jacques Kerr

讲故事：把医学演绎出来

许多临床医生没有意识到他们就像是训练有素的"演员"，每天通过戏剧表演的方式来传递"剧本"、"排练"、投身"舞台"、讲述丰富而引人入胜的"故事"。大多数医生会抗拒这种想法，可能是因为他们认为"表演"是刻意的、虚假的、装扮的，与严肃的临床医学实践沾不上边。

然而，表演的目的是讲故事，叙事是戏剧的命脉。舞台表演是讲故事的一种四维表现形式，一个演员或一群演员通过声音和动作的编排将叙事变成壮观的场景。

演艺界对医学的迷恋从电视上大量的医学肥皂剧中可见一斑。公众对所有与医学相关的事物感兴趣，这并不令人惊讶，因为医学聚集了人间百态。医学能够讲述最精彩、最丰富的故事，有温馨感人的、有催人奋进的、有悲恸不已的，因为当一个人生病或受伤时，人性的方方面面都会凸显出来。

表演不仅仅是为了娱乐。不论我们是否意识到这一点，表演都是我们职业生涯中常用的工作方法之一。

戏剧与医学在历史上的联系

西方戏剧起源于史前宗教仪式。人们会通过表演来理解一些自然现象，譬如季节的变化。后来，人们相信这些自然现象是可以受外力影响的。

在古希腊，人们向"医神"阿斯克勒庇俄斯祈祷。用来治疗疾病的圣殿就是以医神的名字来命名的，祭司们在那里进行健康宣教，指导患者如何正确地饮食、锻炼，更加健康地生活。到了晚上，祭司们举行神秘的仪式，准备帮助患者接收来自医神的"托梦"。梦被视为神发出的救助和治愈的信息。有时候，医神可能会在梦中直接告诉患者如何治愈他们的疾病。在圣殿中，患者们观看剧院里的表演，演员们扮演患有疾病的人，并展示治愈方法。

由于观众普遍身体状态不佳，这些"医疗剧"通常都很短，而且大多数都是喜剧，因为当时人们公认大笑有助于康复，然而，偶尔也会上演悲剧。希腊人认可了悲剧具有宣泄的作用，这是亚里士多德在《诗学》中描述的一种技巧，《诗学》是第一部真正关于表演和文学理论的著作。医疗剧使患者可以看到他们的痛苦在舞台上上演，经由戏剧媒介来重现。通过这种方式，患者可以"再现与病魔的斗争"，接受他们疾患中的心理因素。电影《影子大地》是根据克莱夫·斯特普尔斯·刘易斯（CS Lewis）的人生故事改编的，影片中他的一个学生说："我们通过阅读知道我们并不孤单"；听到另一个人讲述他们的经历使我们产生了强烈的共鸣，也肯定了我们共同的身份。如今，我们的许多患者，尤其是那些患有慢性病或晚期疾病的患者，通过网络获得这种联系和安慰。

舞台表演与治疗的场景密不可分。对旁观者来说，基督对被恶魔附体的人进行驱魔，与医生终止癫痫患者癫痫发作的治疗手段同属于一个符号学体系，两者之间具有惊人的相似性。当然，在许多古代文化中，人们期望戏剧和神秘主义能带来精神力量。在古希腊和古罗马，人们通过戏剧故事的讲述来夸大治疗的过程，并且全然不避讳地强调身心之间的相互关系。在接下来的一千年里，西方文化中的这些观念几乎没有什么变化。中世纪早期的神秘剧或奇迹剧依旧呼应着这个观点，但是带有基督教的背景。基督教的神职人员，和希腊神庙祭司一样，承担了演员的工作，直到1210年教皇颁布了禁令。此后，行会（剧团的前身）接管了这些演出团体。

17世纪哲学家笛卡尔的思想核心是心物二元论，这导致了心灵哲学系统发展的分裂。虽然，心物分裂（物质二元论）目前在精神病学和哲学方面很大程度上是不可信的，但西方的医学发展，依然强调的是身体上的治疗，而不是患者的精神和情感上的需求。随着笛卡尔分裂理论的传播，传统医学阻碍了叙事和戏剧步入治疗中心舞台的道路。

表演的过程

表演就是发现和表达戏剧性的事实。好的演员往往是通过情绪渲染，声

音和动作的变换，以及充分地、创造性地利用空间，将故事栩栩如生地演绎
出来。但是，最重要的是，他们能通过真诚而纯粹地描绘来催眠和吸引观众。
情感真实是表演的首要目标，要达到真情实感，就得避免模仿、假装，不留任
何表演的痕迹。

演员们接受声音、动作、舞蹈和舞台艺术等方面的强化训练，就像乐器演
奏家们花时间练习音阶、技巧、和声和音调，以克服演奏乐谱时心理上的挑战
一样。更重要的是，演奏家和演员都努力地去揭示每一件作品的核心特质，
因为捕捉角色的本质是所有优秀表演的关键。但是，不同演员表现同一人物
角色会大不相同，因为他们的创造力是不同的。这并非简单地取决于肢体表
现，而是主要基于演员本身的经验和阅历。一个长笛演奏者可能会十分忧伤
地去演奏巴赫的行板，而另一个则会表达出怀旧的意境；决定每一个演奏者
演绎方式的不仅仅是他们演奏时内在的心境，更是他们一生的经历和情感。
所以，拙劣的演员会通过僵硬的、做作的方式去"假装"不安或生气，而上乘的
表演则是演员利用亲身经历的真实情感，用这些情感来推动当下的剧情。从
这个角度来说，戏剧的表演过程只不过是医生每天工作过程的一个更复杂、
更高级的版本，就类似于歌剧表演和上班路上用口哨吹奏咏叹调之间的关系。

让我们试着做一个简短的练习。花几分钟让自己沉浸在下面的每一个场
景中。

- 你正在面试一份你非常想要得到的工作，但进展不太顺利。你想要表
  现得自信而谦虚、博学而恭敬，你知道所有的眼睛都在盯着你。此时，
  面试官在一个你一无所知的话题上给你出了一道难题，一瞬间，你觉
  得脑子里一片空白，无边的恐惧笼罩着你。
- 现在想象你在河边的酒吧里。这是一个美丽清凉的夏夜，你被最亲密
  的朋友和家人包围着，觥筹交错，趣事不断。一切都是那么的平和美
  好，时光仿佛停滞，就像是回到了金色的童年。
- 现在你与你的男友陷入了激烈争论中。你们本来已经商量好，他离开自
  己的城市，搬到你这里同住，这样你就可以升职了。你们曾经详细地讨
  论过这件事，并且一致认同，虽然这样做会牺牲掉他的利益，但从长远
  来看，这样做对你们两个都会更有利。但现在他改变了主意，不愿意来
  了。你背上了以自我为中心的骂名，你被指责无视他的需要和事业。

想一想在每个场景中你是谁,想一想你的"心理活动",想一想在每种情况下你个性的哪些方面被强调了。每一个场景都以你为主角,但你扮演的角色在每一个场景中都有微妙的不同。当然,在任何时候你都不是在假装或扮演,你只是选择了与当时的场景最契合的个性中的某些方面。职业表演,是另一种形式的表演,是利用我们性格中这些截然不同的元素来娱乐、治疗、扮演角色或指导生活。

表演同样出现在演员以外的职业中。白天,法院严肃的法官,在回家后与年幼的孙子在一起时,变成了慈祥的祖父。同样地,大型教学医院 55 岁的外科主任,在周三晚上的交际舞课上穿上舞鞋时,变成了一个完全不同的迷人女性。多重人格在我们内心涌动着,但这并非病态,亦非不可调和。所以"表演"更倾向于被认为是我们选择在哪个时候表达个性的哪些方面。

但是当一个演员在扮演一个角色的时候,又如何去演绎一个自己不熟悉的身份呢? 他们如何将自己和别人同时展现出来呢? 从心理学的角度来看,这与艺术家如何写实地绘画有相似之处。贝蒂·艾德华(Betty Edward)在《用右脑绘画》一书中提出,只有当我们"关闭"占主导地位的左半脑,并采用右半脑的创作模式,才能有效地、写实地绘画,这是基于罗杰·斯佩里(Roger Sperry)和迈克尔·加扎尼加(Michael Gazzaniga)提出的理论,他们认为两个大脑半球有不同的功能模式,左半脑主要负责语言处理,是分析性的、精确的、顺序推理的,在思维模式上基本是聚合型的;而右半脑是全面的、综合的、直觉的、富有想象力的,思维模式是发散型的。这本书(和绘画课程)提供了练习来加速学生绘画能力的提升。

现今的神经科学表明这个概念已经过时了。虽然某些大脑功能确实发生在一侧脑半球,但神经成像和脑电图研究表明,无论是艺术的还是科学的创造力,似乎并不局限于某一侧脑半球,甚至不局限于大脑中某个特定位置。然而,毫无疑问,许多艺术家和表演者已经受到这一理念的激发,甚至因此理论被改变。无论这个概念有多大的缺陷,也许它真正的价值,就在于激发和解放出新的方法来呈现完美的表演。

克拉克·宝伦(Clark Bowlen)在 1985 年美国戏剧协会发表的一篇题为《右脑/左脑的表演模式》的论文中,提出了一种分脑模式,即演员如何通过将角色安置在"创造性"的右半脑来实现角色的表演。

表演具有二元性。表演是两个人物的同时展现。演员并非仅仅表现或描绘某个人物，而是真正成为了另一个人。然而同时他仍然保持着自我，他将角色和自我合二为一。

在排练和表演中的演员会告诉你，他们扮演的角色在身体里孕育着，万事俱备，就等着舞台灯光亮起的那一刻展现出来。音乐家们说，在开始演奏之前拿起乐器的那一瞬间，他们脑海中的奇境就此开启。

艺术家、音乐家和演员在绘画、演奏乐器或表演时通常会呈现出恍惚的状态。他们丧失了或暂时中止了对时间流逝的感知，变得全神贯注、精力充沛，进入一种愉悦的状态，这种状态被克罗地亚心理学家米哈里·契克森米哈赖（Milaly Csikszentmilalyi）称为"心流体验"。许多演员兴奋地表示，在舞台上表演是他们体验过的最好的感觉，没有什么能与之匹及。一些临床医生也有类似的经历。对于全神贯注的外科医生来说，一台 8 小时的手术可能转瞬即逝，而那些性命攸关的救治现场，同样让人失去了时间的概念。这也许就是史官的地位之所以至关重要的原因之一吧。

角色塑造

许多现代表演理论和实践都是基于康斯坦丁·斯坦尼斯拉夫斯基（Konstantin Stanislavski, 1863—1938 年）的理论体系，他研究出了一套表演方法（表演的过程或实际应用），彻底改变了演员对角色的创造和演绎的方式。这套方法汇聚了一个演员为呈现角色所需具备的方方面面，包括声音、动作、舞台表演技巧等，而首要目的是在戏剧中实现现实主义。斯坦尼斯拉维斯基强调，演员需要利用他们丰富的经验、情商和运动知觉记忆，为角色注入活力。

最近，李·斯特拉斯伯格（Lee Strasberg）在由一座纽约曼哈顿地区的教堂改建而成的演员工作室里，教授的"方法派"表演颇受欢迎。在这里，演员处处在研究他们的角色，努力追求真实性和现实主义，有时他们甚至会亲自去体验生活，以确保能够获得深刻而准确的情感记忆。传闻说，达斯汀·霍夫曼（Dustin Hoffman）为了演好电影《霹雳钻》中饱受失眠困扰的角色，他甚至连续几夜不睡觉，使自己陷入严重的睡眠不足状态，这就是一个极端的例

子 [当听到他如何研究这个角色时，他的搭档劳伦斯·奥利维尔（Laurence Olivier）回应道："有必要这么折磨自己吗？演一下不就行了吗，亲爱的孩子？"]。值得注意的是，相当多的临床医生在自己经历过镇痛、镇静和"小"手术之后，对这些医疗过程的看法发生了巨大的转变。

斯坦尼斯拉夫斯基（Stanislavski）和斯特拉斯伯格（Strasberg）认为，为表演注入真实和现实主义的唯一途径是通过与人物建立联系，即在自己身上找到那些与角色重叠的元素，借鉴自己的经验，在再现角色时选择并强调这些特征。观众或听众（在我们的案例中即患者或他们的家属）如同测谎仪，他们本能地识别和排斥在情感上不真实的描述。

哈姆莱特的演说是对演员应该如何表演的精彩总结，也是莎士比亚通过语码传递给自己演员的恳请。需要注意的是，这篇演讲是用散文而非诗歌来表达的，以强调放弃夸张表演的必要性。

哈姆莱特第三幕第二场

哈姆莱特：请你念这段剧词的时候，要照我刚才读给你听的那样子，一个字一个字打舌头上很轻快地吐出来。要是你也像多数的伶人们一样，只会拉开了喉咙嘶叫，那么我宁愿叫那宣布告示的公差念我这几行词句。也不要老是把你的手在空中这么摇挥；一切动作都要温文尔雅，因为就是在洪水暴风一样的感情激发之中，你也必须取得一种节制，免得流于过火。啊！我顶不愿意听见一个披着满头假发的家伙在台上乱嚷乱叫，把一段感情片片撕碎，让那些只爱热闹的低级观众听了出神，他们中间的大部分是除了欣赏一些莫名其妙的手势以外，什么都不懂。我可以把这种家伙抓起来抽一顿鞭子，因为他把妥玛刚特形容过分，希律王的凶暴也要对他甘拜下风。请你留心避免才好。

伶甲：我留心着就是了，殿下。

哈姆莱特：可是太平淡了也不对，你应该接受你自己的常识的指导。把动作和言语互相配合起来，特别要注意到这一点，你不能越过自然的常道。因为任何过分的表现都是和演剧的原意相反的，自有戏剧以来，它的目的始终是反映自然，显示善恶的本来面目，给它的时代看一看它自己演变发展的模型。要是表演得过分了或者太懈怠了，

　　虽然可以博外行的观众一笑，明眼之士却要因此而皱眉，你必须看重这样一个卓识者的批评甚于满场观众盲目的毁誉。

（莎士比亚，1986）

　　训练有素的演员能使用许多方法，解锁相关特征来塑造角色。每位演员都使用不同的技法，就像在其他创造性的职业中那样，每位演员最适合的技法都大不相同。例如，有些演员特别适合"动物工作法"。这种方法本质上是依赖于这样一个假设，即每个角色都可以被比作一种特定的动物，只要能找到那种动物，就可以很容易地把握好角色。一旦演员确定了哪种动物与这个角色匹配度最高，他们就开始从动物园里、节目里、书本里或是互联网上来研究这种动物，通过肢体的动作来呈现角色的特点。所以，契诃夫《三姐妹》中的角色亚历山大·韦尔希宁可以被扮演成小狗，《奥赛罗》中的伊阿古可以被扮演成蛇，《暴风雨》中的卡列班可以被扮演成猴子。

　　另一种技法是利用服装和面具。一旦演员穿上王子的长袍，他立马会把自己切换到角色的心理状态上。通常，许多技法会综合和叠加起来使用，以创建一个复杂的三维立体的戏剧人物。

　　将这些方面延伸到医学领域似乎有些牵强，但在塑造医生形象上却引起了强烈的共鸣。服装的重要性，无论对表演还是对医学都是一样的。当我们穿上工作服、制服、戏袍或戴上面具时，我们马上就变成了剧中人。服装是塑造医务工作者形象的一个强有力的杠杆，即使有研究表明感染更可能通过长袖服装传播，旧时的白大褂还是花了好几年才换下，因为白大褂能让我们进入角色。不管你喜不喜欢，患者都会以貌取人。他们更喜欢医生梳妆整齐，穿着传统服装和白大褂，佩戴着清晰可辨的胸牌。

　　小时候我们穿着特定的服饰玩扮家家的游戏。警察制服或消防员装备一方面标志着警察和消防员的职业角色，同时也起到了保护的作用。对我们来说，手术服不仅仅能防止感染，还赋予了我们做手术的权利。戴外科口罩不仅仅是为了保护自己，还强调了外科医生眼睛的功能，同时弱化了嘴的功能，因为在这个"剧院"里讲述的故事不仅仅是口头的叙述。

　　动物工作法、模仿朋友走路、服饰装扮和角色体验，都可以使一个演员进入角色。这些技法中的每一项是都为了帮助我们将自己与角色人物的性格特征重叠起来。我们中的任何人都不可能真正体验18世纪的女庄园主、强大的精灵或沉船船长的生活。然而，我们有能力演绎好这些人物，是我们在情感记忆中找到了共同的特征和元素，有了这些特征和元素就能表达这个人物的本质。

这个过程也有可能会出问题。演员可能会成为"附体综合征"的牺牲品，角色占有了他们的身份，他们丧失了区分自我和角色之间界限的能力。这种情况偶尔也会发生在医疗行业中，当医生的身份掌管了我们的所言所行时，我们本真的自我被掩盖了。然而，在任何一个与人打交道的职业中，譬如教师、律师、医生、护士、警察等角色塑造均是一个至关重要的过程。我们披着角色的外衣，以该角色的方式和态度与我们的客户、患者和学生打交道。

表演训练的一个基本要素是让我们直面自己的弱点。如果我们对某个特定的人物特质感到不怎么舒服，就不可能扮演好这个人物。因为，我们在表达这个性格特征的时候会十分回避，那么这个角色将不再鲜活而可信。如果我们扮演的角色与我们拥有同一特质，但这个特质让人羞于启齿，那我们同样不可能赋予这个角色生命。就如照顾一个我们自己都"不喜欢"的患者，会使我们很难与其建立联系，对其产生同情。

扮演一个角色需要耗费大量的情感记忆。演员们不断地探寻能丰富他们情感色彩调色盘的经历。西蒙·卡洛（Simon Callow）在《做演员》一书中讲述了迈克尔·麦克利亚米尔（Michael MacLiammoir）的故事。当他听说自己亲密的挚友可能已经身故时，他泪流满面，冲到他下榻的酒店楼下的接待处。在下楼途中，他经过了一面镜子，在镜子里看到了当时自己的模样，"噢"他想，"原来这就是刚刚失去至亲之人的样子啊。"卡洛认为，演员和其他艺术家一样，得有好记性。画家通过画作来表达自己，作家通过文字，而演员则是通过角色来展示自己。

以此类推，要成为一名好医生，同样需要惊人的记忆力。这不仅仅指掌握行业知识，还包括记住我们看到过的形形色色的人物。在诊断和管理患者的临床病情时，解读患者的性格与掌握该疾病的专业知识同等重要。一个是严重腹痛并带有疝气修补病史进入急诊室的坚忍的农民，另一个是腹膜炎发作但否认有过性行为的少女，从这两者的状态中所能读到的信息绝对大不相同。

排练与团队合作

精彩的表演让我们觉得自己是一个隐秘的旁观者,偷偷地窥视着人世间的一幕幕场景。对演员来说,这精彩一幕的背后是无数次的排练。只有经历过无数次的试演和失误之后,才能最终造就出一台能够呈现在观众面前的戏。甚至要在首场公演之后,演出才会经历自然的发展变化和成长过程。一部戏剧从来都不会是一成不变的,在每晚的演出中,不断地发生着变化,每一句台词都能创造出不可预测的惊喜。忘记台词、道具失灵、灯光不亮、观众反应不符合预期,这些"快乐的失败"挑战着演员们,他们必须时刻做好准备,应对这些突发状况。此外,当演员们从台词中读出了新意,他们看待自己角色的视角发生微妙变化的时候,戏剧可能会改变其原有的味道。连锁效应指的便是舞台表演的复杂适应系统发生了变化,但随之而来的往往是意想不到的喜人结果。

排练过程在临床实践中同样具有关联性和不可预测性。医学生最初排练的对象是他们的第一位患者。大多数学生都有足够的社交信心和生活技能,可以轻松地与陌生人交谈,询问他们的健康状况和幸福指数,打发一天的时间。但是,当要求他们询问一位七旬心衰老妇人的病史时,这种技巧和自信却不见了。部分原因是由于不知道该问什么,同时也不知道理解患者讲述内容的重要性。然而,引发他们焦虑的最主要原因是源于第一次尝试医生这个角色,同时这个角色将面临着医疗"行为"领域最重要的专家,即患者对医生的评价。患者是最精准的测谎仪,儿童则善于洞察世事。患者是知识渊博、实践经验丰富的评论家,在他们患病的过程中,见过不少准医生,他们能迅速判断出医学生或医生是否够格。这就是为什么专业演员越来越多地参与到本科生和研究生的医学考试中。我们每个人都得过病,因此,有过生病体验的演员就是最好的评论家。因为,演员接受过专业表演训练,能够自如地应对反复的医疗问询,还能够根据需要即兴发挥。

戏剧学校和医学院校有着相似的实践方法,同时也面临着心理、情感和社交方面的挑战。腹腔镜胆囊切除手术或心脏骤停复苏术的手术设计与排练室内复杂的排演过程极其相似。微妙的区别在于,作为主要演员的患者,在剧幕中可能没有意识或者不出声。然而,他们的故事将继续通过解剖学、生理学和对于治疗的反应来体现。

剧本

表演通常都需要剧本。即使没有台词，剧本也会告诉演员要做什么动作、何时何地退出舞台、需要什么道具、在哪里设置噱头等。剧本或乐谱指导着演员或演奏者如何扮演角色或演奏乐曲。然而，不同的人可以有不同的诠释，演员塑造角色时，剧本给予其一定的灵活度，而对其他的戏剧要素都制订了完善的指令。对于如何将剧本转变为角色，所有的演员都十分娴熟。在研习了几周的台词之后，他们与文本之间的联系已不仅仅只是背台词了。在他们掌握台词之后，每句话就变成了构建角色的一部分。莎士比亚常常煞费苦心地指导演员，甚至提示他们将角色想象成某种动物：伊阿古的台词中有一个重复出现的齿龈摩擦音"S"，这就意味着这个角色应该被描绘成典型的蛇的形象，它毒害了奥赛罗的心智，让他去对付苔丝狄蒙娜。

虽然没有预先准备好的文稿，但在与患者和家属交流时，同样需要有"脚本"。当医生不得不传达信息或宣布坏消息的时候，应当尽量减少干扰性的道具。例如，医生不应携带手机，以确保他们在与患者和家属会面时不受干扰。除了备上家属可能用得上的一些物品，如一盒纸巾和一杯水之外，医生在这种情况下往往更加需要"避免道具"。你需要采用适合的"角色"来进行沟通，声音要平静，动作要缓慢，信息传递要正确清晰，尽量不要使用医学术语。有时患者或家属会和你处在剧本的同一页，会以预期的方式做出反应，给出适当的提示，剧幕场景会随着目标的圆满完成而结束。通常，人们在听闻坏消息时会做出否认、愤怒、抑郁和接受这一系列的情绪反应。然而，现场的情况可能并非如此。患者或家属可能会做出不可预测的反应，甚至他们的反应可能很"离谱"，这时就需要医生即兴地有效应对了。

医务人员之间的交流经常被忽略，它往往是通过叙事媒介的形式进行的。急救人员将"故事"转述给急诊室的医生或护士，然后由他们传达给接诊医生。实习医生将患者介绍给后续接管查房工作的医生。故事的讲述可以有多种形式，也可以采用不同的路径。通过一种名为 SBAR（现状 - 背景 - 评估 - 建议）[1] 的方法进行结构化交班的方式越来越受到推崇。

---

[1] 译者注：SBAR 是一种标准化、结构化的交班模式。S 指 situation，即患者的现状。B 指 background，即背景，包括患者的过敏史、相关既往史、治疗用药情况等。A 指 assessment，即对患者的评估。R 指 recommendation，即对交班后可能需要采取的护理措施给予建议。

舞台艺术与表演空间

戏剧作品无论是在室内、室外、特定场地还是在空中演出，总会有一个舞台。舞台艺术是将演员、场景变换、灯光和声音结合到同一个舞台上，形成一个整体的技术过程。舞台艺术在很多情况下都是含蓄的。尽管我们可能不能称之为表演，但婚礼或葬礼、孩子的洗礼、卫兵的换岗、交响乐团的编排和法庭的庭审，都有着明显的戏剧表演元素。演员对舞台的使用称为舞台调度，这要取决于导演、剧本和演员（以及可用的空间）。演员可能会在第一次排练时构思出一个片段的演绎方式，并在后续的排练中照着这个方式来演，就像迈克·李（Mike Leigh）的作品那样，舞台调度可能是由演员来驱动的，即演员根据当时的情绪和剧情决定做什么动作。

不同的"舞台"有不同的布局，但它们有一个共同的特点：将关键人物定位在舞台中心，这样安排是为了从空间几何角度将叙事的效力发挥到极致。无论是陪审团在审判中的总结陈词，还是医生主导一台心脏停搏复苏手术，人们都将主角定位在一个能最大程度展示他们"叙事"的位置上。因此，从只能在既定的空间范围内行动，并受有限空间支配这个角度来看，表演与临床医学实践极其相似。我们越来越多地意识到，无论是在医院、病房和手术室的设计中，还是重大创伤急救管理、外科手术和院前护理等场景的实施中，都呈现出舞台调度的相关性和重要性。安排医学院校的学生、实习医生、护理人员和查房医生具有强大的戏剧性。看到围绕在病床边的医务人员就如同看伊丽莎白时代建造的环球剧场舞台上上演的剧目一般，彼此互为缩影。

舞台技巧是医学教学的核心。讲座是教学剧的完美示范，学生坐在课堂上，就如同观众一般每次观看一个或两个小时的独角戏。人们常常错误地认为，讲座本质上是枯燥乏味的，然而，有些老师是天生的演员，他们的教学充满了热情和活力，他们常常能引导听众实现"从左脑到右脑"的切换，这样一来整个教学过程就不再那么冗长乏味了。在这种情况下，叙事的特性就体现出来了，当我们把教学内容通过一件有趣的轶事讲述出来的时候，往往更容易留下清晰而难忘的记忆。

有趣的是，在讲座中，幻灯片与其说是提示，不如说是道具。照本宣科地朗读幻灯片上的要点和在舞台上照读提词器上台词一样，都会扼杀表达的流畅度和感染力。好的老师使用教具作为道具,就像演员在舞台周围使用视觉提示来提醒自己下一句台词或下一个动作。

相比之下,教学辅导模式更具精准、贴心的舞台技巧。从表面上看,有两种不同类型的辅导方法,即封闭式(closed)和开放式(open)。封闭式的辅导通过讲授的方式传递信息,但是受辅导者被默认为已经阅读了主要的教学内容,并且能够回答提出的问题,例如,解释血常规异常或者心脏的传导系统。学生们已经建立了知识体系,教学辅导课就是探讨案例,提供临床背景的论坛。在这种课程中,一切都需要严格遵循剧本进行。导师是教学讨论的导演及编写者,课程中的知识是无可争议的。

开放式的辅导模式却截然不同,在开放式辅导中,导师更像是促进者和仲裁者。他的角色是指引和把握方向,是信息传输的媒介。在开放式辅导中,适合讨论如下问题:

- 在心脏停搏的处理过程中,是否可以允许患者家属进入复苏室?
- 如果患者的家属住在很远的地方,通过电话告诉他患者的死讯是否合适?

这些问题没有"正确"的答案,在如何开展讨论方面有相当大的自由度,答案可能是各种各样的,取决于参与者的经验以及一贯持有的观点。

教学时座位的安排对讨论的风格可以起到推动或抑制的作用。封闭式辅导的座位摆放,如同小型舞台一般呈弧形,学生沿着弧形的舞台边缘就坐,导师则坐在舞台上方。而开放式辅导的座位则是呈圆形的,导师与学生不分彼此,绕着圆形围坐一圈(图 5-1)。

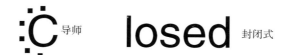

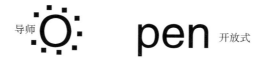

图 5-1　教学辅导模式

表演能带给医学什么启示

　　医学和表演之间有着明显的相似之处。表演训练使演员们能够经受住冲击，即扮演同样的角色，却在每次演出后依然能够保持精神饱满和活力充沛。我们可以将表演中的不少技巧化为医生自身的、患者的及同事的优势。把所有的医生送到戏剧学校显然是不合适的，但为医生提供表演基础培训却是可行的，这些培训可以为他们未来的执业生涯奠定基础。有些课程会让学生去扮演辅助医生工作的护士，这使他们对护士的角色有了深入的了解，并对自己的同事产生尊重和理解。

　　如今，公众的观念发生了明显的转变，患者及其家属与医务人员的沟通比以往任何时候都更加挑剔。大多数的投诉不是由于工作出错或医疗过失，而是针对医务人员的态度。患者眼中理想的医生应该始终对患者怀有同理心。然而，当医生面对着一个又一个要求甚高的患者时，尤其是当医生与患者素未谋面，甚至全无共识的时候，你怎么能指望医生怀有无限的同情和关爱呢？演员们也会遇到同样的问题，因为他们每次阅读毫无温度的剧本时，都希望能收获到一些温情的体验。再多的表演训练也不能"制造"出情感，除非我们把角色当作一个导体。作为医生，角色塑造对保持共情至关重要，这与研习和复述"剧本"是不一样的，因为剧本与我们没有情感上的关联。从本质上讲，医生和演员一样，都在努力地理解和表达着人性的方方面面。

（张　捷　译）

参考文献和延伸阅读

Attenborough R, dir. *Shadowlands* [film]. Nicholson W, writer. 1993.

Au S, Khandwala F, Stelfox HT. Physician attire in the intensive care unit and family perceptions of physician professional characteristics. *JAMA Intern Med*. 2013; **173**(6): 465-7.

Baile WF, Buckman R, Lenzi R *et al*. SPIKES-a six-step protocol for delivering bad news: application to the patient with cancer. *Oncologist*. 2000; **5**(4): 302-11.

Bowlen C. A right brain/left brain model of acting. Paper presented at the Annual Meeting of the American Theatre Association, Toronto, Canada, 4-7 August 1985.

Dietrich A, Kanso R. A review of EEG, ERP, and neuroimaging studies of creativity and insight. *Psychol Bull*. 2010; **136**(5): 822-48.

Edwards B. *Drawing on the Right Side of the Brain*: *a course in enhancing creativity and artistic confidence*. London: HarperCollins; 2001.

Gurr A, Ichikawa M. *Staging in Shakespeare's Theatres*. Oxford: Oxford University Press; 2000.

Lill MM, Wilkinson TJ. Judging a book by its cover: descriptive survey of patients' preferences for doctors' appearance and mode of address. *BMJ*. 2005; **331**(7531): 1524-7.

Nielsen JA, Zielinski BA, Ferguson MA *et al*. An evaluation of the left-brain vs. right-brain hypothesis with resting state functional connectivity magnetic resonance imaging. *PLOS ONE*. 2013; **8**(8): e71275.

Shakespeare W. *Hamlet*. 2nd Revised ed. Jenkins H, ed. The Arden Shakespeare. Lindon: Bloomsbury Publishing PLC.; 1999.

Stanislavski K. *Building a Character*. London: Methuen Drama; first published 1950, reprinted 1997.

第六章

医学教育和医学培训中的故事

Allan Cumming

故事：一系列事件的讲述。

《钱伯斯词典》

对于成年学习者来说，学习体验需要以生活经历为导向，而不是以学科内容为导向。

大卫等（David et al.），1999

用患者的故事促进学习

现代学习理论认为，当把学科内容放在合适的语境中，而不是以抽象的概念呈现时，成年人学得最好。对于医学教育来说，最常见的语境是患者的故事：患者从健康到患病的过程，同时还希望有一段从患病到康复的过程。

一些传统医学课程仍要求学生学习一长串的肌肉名称，或是学习一些奇奇怪怪的生化代谢过程的细枝末节，却从不讲解这些内容与照护患者有什么联系，讲解的机会通常被忽略了。例如，学习"三羧酸循环"这一术语时，没有把它和糖尿病酮症酸中毒患者的经历联系起来。当学生今后遇到这样的患者时，他会重新回忆以前所学的知识。当患者身体内部那些看不见、摸不着的进程让患者故事变得愈发清晰时，学生通常会有一种"豁然开朗"的感觉。然而，如果在学习的一开始便采用这种综合学习法，就会在讲解的同时给学生带来更多的启迪和灵感。

认识到这一点，便能促使"基于故事的学习"理论在医学上得以发展。在20世纪90年代中期之前，这样的学习通常以"临床相关"课程的形式出现在早期的医学课程中。例如，药理学家在花了几个星期教授药物名称、药物的作用机制、药物动力学等知识后，会在单元的最后一次课上，给学生展示一位患者的案例，该患者在临床治疗中正好服用了其中一种药物。课程通常在阶梯教室里进行，邀请一位临床医生和一位患者参与教学，医学生在台下坐得满满当当。患者讲述他的故事，学生试着把先前学习的知识与患者讲述的故事联系起来。授课医生协助学生寻找两者之间的联系。但是医生有可能并不熟悉学生先前所学的知识。最坏的情况是：学生就是没法"连点成线，融会贯通"，每位参与人员都对课程感到失望，课程只强调了患者的临床前表现和临床表现之间的区分，而这正是传统本科课程的特点。最好的情况是：患者把相关故事讲得非常好；医生了解各种情况并做了充分准备，帮助学生找出故事中关键点的意义所在，学生也非常投入。这种教学形式能鼓舞和激励学生，提醒学生：他们已经接触了大量的事实性知识，尽管这些知识缺乏具体语境，但与他们选择的职业有某种联系。

然而，心理学家认为，学习新知识时，如果将其与已有知识联系起来并转化为长时记忆，这样的效果最佳。这也就导致了学习秩序的颠倒，教学方式从"规则-案例"转换到"案例-规则"的模式。在后一种教学方式中，患者的故事是学习的起点，并且成为案例（有时被认为是"触发故事"）。规则（原则和事实性知识）从分析故事中得出，并且被用来指导学习。在故事情境中，这些规则能够在学习者的头脑中进行分类和交叉融合。

问题导向式学习

在教育实践中，有各种各样的教学模式。问题导向式学习（PBL）是其中最广为人知的一种。它起源于 1969 年加拿大安大略省汉密尔顿城的麦克马斯特大学医学院。20 世纪 70 年代由荷兰的马斯特里赫特大学传播到欧洲。20 世纪 90 年代以后，在全世界得到了广泛的认可和应用。除了遵守"案例-规则"原则之外，PBL 教学法赋予学生自主权和责任感，让学生指导自己的学习。他们用故事中的元素作为提示语（signpost）指向相关的信息资源，然后与小组中的其他同学分享分析过程及后续的学习情况。在"经典的"PBL 学习训练中，学习促进者是一名流程管理专家，熟悉故事，但并不一定是学科专家，他最好是一名被动的旁观者，出现问题了才会介入其中。案例 6-1 是一个"经典的"PBL 触发故事[1]。

> ## 案例6-1 一个高个子女孩
>
> 在过去的几年里,埃伦长得非常快。她一直个子很高,在 11 岁时,她在同伴中就已经"鹤立鸡群"了。人们总以为她的年龄比同龄人要大一些,这让她感到很窘迫。她常常想自己到底会长成什么样。她还没有到青春期呢!

这个故事中的提示语是儿童的正常生长发育、第二性征的正常阶段、成长的内分泌控制、身高异常的心理和社会影响、身高增长过快的原因和治疗。

近年来,出现了新的 PBL 模式,它不是考察一个单一的触发故事,而是要求学生从多个故事中分析出差异。事实证明,这种"比较和对比"的方法能够更有效地把知识转化为长时记忆。

其他基于故事的学习及评价模式

在其他基于故事的学习形式中,教师可能扮演更积极的角色。这些学习模式包括案例学习法(CBL)、临床案例讨论和经典的临床床边教学法。在医学教育中,以下原则已经被人们普遍接受,即好的教师就连讲授生物医学、伦理学或者公共卫生学都会以患者的故事开始讲解过程。"翻转课堂"是医学教育的最新趋势,学生把事先指定的学习资料带到教室,"讲座"成了教师和学生之间的相互讨论,深入地挖掘概念和想法。课堂上经常用患者故事作为深入学习的资料,教师可以通过"现场"给故事加上新元素来充分发挥学生的潜能,例如,"埃伦现在 16 岁了,但是还没来月经。"

在线学习的逐渐增多正好契合了基于故事的学习趋势。虚拟患者,甚至虚拟家庭,可以在学习者方便的时候,反复在线讲述他们的故事。计算机算法能够根据学习者的选择在故事结尾处创造出"分支"故事。这种方法可以用

---

[1] 译者注:原文为 "a classical PBL trigger story",即一个经典的由背景故事触发问题解决的 PBL 案例。

于教学和评价,案例 6-2 便是将这种方法用于学业评价的一个例子(经常被称为"情景判断测试")。

案例 6-2　一个"暴力"男

假如你是一名在偏远地区工作的全科医生,麦金尼斯太太打电话给你,说她的丈夫"又发疯了",在家里乱摔家具,于是你来到他们家。麦金尼斯先生 60 多岁,有精神病史。他现在处于高度紧张、有攻击性并且心智失常的状态,此刻正在破坏家具,但是并没有伤害或者威胁他的妻子和孩子。

你会有以下哪些行为?

1. 给在 30 公里以外的地区综合医院精神病科值班医生打电话寻求建议。
2. 强行控制他,给他肌内注射安定类药物,使他安静下来。
3. 打电话给警察,请求他们逮捕他。
4. 与他谈话,让他镇静下来。

如果你回答"2",患者有可能突然血压下降,故事以患者的死亡告终。

正确的回答是"4"。

"1"是一个中性的回答("精神病医生给出了有效的建议!")。

"3"是不正确的。患者没有任何犯罪行为(家具是他自己的财产)。

我在三十年前的一次考试中就碰到过这种问题。我能够回想起每一个细节,包括可能的医学问题以及正确的行为反应。这一事实也证明了讲述医学故事在学习过程、评价过程中所具有的价值。

基于故事的算法与基于叙事的电脑游戏有很多相似之处。与电脑游戏相似的技术越来越多地被应用于教学,鼓励学习者沉浸其中、参与其中。这种技术可以提供积极的反馈,使学习变得有趣,在模拟教学中,这是一个特别有用的学习工具,例如,心肺复苏、创伤复苏、急救麻醉等就特别适合这种教学方式。新一代人体模型产品非常复杂、高度仿真,可以插入很多导管,可以用于模拟手术治疗,具有高度现实性和实时性,例如,在一个触发场景中患者在床上突然瘫倒,无脉搏,教师能够监视手术者的任何行为:插入导管、心脏电除颤、胸廓造口术的导管插入、给药等，也能把随之而来的脉率、心律、血压、呼吸频率等生理参数的变化情况转告给操作者。无论个人还是团队的表现都能得到较好的评估。事后还可以通过回放录播视频对操作者的正确做法、失误以及延误之处进行集中讨论（图 6-1）。

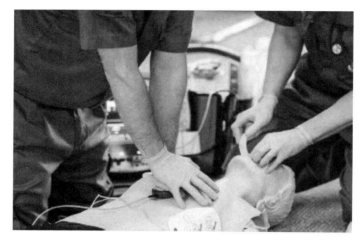

图 6-1 医疗模拟训练

医学教育中的故事和结构主义

当前的教育中，结构主义是一种占主导地位的理论。为以学生为中心、同伴指导、同伴评价等教学法提供了理论支撑。让·皮亚杰（Jean Piaget）在20 世纪 60 年代首次将结构主义定义为"一种知识的理论，认为人类从经验和思想的相互作用中产生知识和意义。"在教育语境中，结构主义强调个体学习者在建构意义时，把他们的生活经验、假想、动机、先前的学习、社会语境和语言等因素都考虑在内。在教师授课（或者患者讲述他们的故事）时，教室里的成员对讲述的内容在头脑里会形成不同版本的故事。在这个过程中，教师是促进者，而不是指导者，学习是一个积极的社交过程。学生通过分享和对比过去教育经历中积累的规则、概念进行学习。在医学学习环境下，这经常指学生与患者、患者故事相遇的情形。事实上，每一位学生、医生，对每一个故事都有自己的理解，并从中获益。

案例6-3

会诊医生[1]F在医院里非常有名，大家碰到疑难案例时都会去找他进行咨询。当同事们对患者的病情诊断不清的时候，都会让团队成员请教他，因为他总能快速地做出决断。然而，跟他一起工作的年轻医生发现，他总是根据请教他的医生（通常是实习医生）在电话中提供的信息做出决断，而不是获取第一手资料，直接听取患者讲述故事。所以，F医生接收的都是第二手资料，并据此做出判断。大多数情况下，他的判断都没有出过错。

有一次，一位重病患者从另一家医院转院过来，被初步诊断为系统性红斑狼疮（SLE）。年轻的当班医生打电话给F医生，简要介绍了患者的情况，并告诉他患者可能患有系统性红斑狼疮。F医生查看了患者的胸部X线片，确诊该患者得了系统性红斑狼疮，并且建议立即进行强化的免疫抑制疗法。

后来，这位年轻医生仔细查看了患者的病史，亲自倾听了患者的故事，感觉他的情况不是很符合系统性红斑狼疮的症状。他从患者故事的角度对这位专家的诊断产生了一些怀疑。然而，当时F医生已经"明确宣布"了诊断结果，并且已开始了治疗。

次日早上，患者病情恶化。另一位专家来了，跟患者谈话，并仔细地给患者做了检查，诊断患者患有亚急性细菌性心内膜炎。这个结论有超声心动图作为佐证，患者被感染的心脏瓣膜被切除。

经过几个星期的抗菌治疗后，患者痊愈了，故事也有了一个美满的结局。

这个故事给年轻医生们的启示有以下几点。

- 在做临床决策前，必须亲自听取患者的故事，对"已有"的诊断要谨慎。
- 要认识到，如果基于不完整信息而仓促地做出决定，这其中可能隐藏风险，但是要知道，在某些情形下，不做决定也有风险。能够识别这些情形是一项关键的临床技能。
- 当同事建构的故事与你的故事矛盾时，你要倾听他们和患者的讲述，即使他们比你年轻。

---

[1] 译者注：原文为"consultant physician"，英联邦国家的consultant physician相当于中国的主任医师。

教会学生倾听患者的故事

传授学生沟通技巧、对学生的交际能力进行评价是现代医学教育的"必备要素"。然而，沟通并不是病史采集的同义词，这两者常常被混淆。原因是，在医学院校，通常是在临床接触的语境中教授和评价学生的交际技能。学生有可能是出色的沟通者，但仍有可能缺乏倾听和理解患者故事的能力。学生必须学会给患者时间和空间让他们讲述自己的故事，最重要的是，要真正地倾听他们的述说。学生必须意识到，讲述时间和讲述的顺序非常重要，讲述过程中通常还需要对故事细节信息进行复述或者加以澄清。

目前，病情管理越来越多地依赖于既定的疾病治疗方案。因此，学生需要对治疗方案加以识别和区分，关键是要能从普通疾病中筛选出罕见疾病，例如，这个患者究竟是深静脉血栓的病例，还是与此相类似但又不同的病例？用鸟类来类比的话，停在你窗外树上的褐色小鸟可能是麻雀，但也有可能是最近从瑞士飞来的岩鹨。

为了达到这个目标，学生必须认识到综合能力、分析能力和反思能力的重要性。这就意味着要花时间回顾患者的故事，把故事和其他相关的信息（如检查结果）联系起来，对患者的情况形成一个整体的了解，从而形成临床判断和决策，制订诊断和病情管理方案。学生必须学会如何记录、如何转述故事（临床交接班技能），如何使用信息技术进行准确、全面地记录。

教育者的挑战在于向学生传达这一点：倾听和阐释患者故事具有无尽的魅力。有时，他们甚至需要"福尔摩斯式"的坚持来找出故事中的最后线索。教育者的挑战还在于向学生传达：当错综复杂的诊断突然明了时，我们会产生巨大的满足感。案例 6-4 中的例子能帮助我们向学生解释这一点。

案例 6-4

W 先生今年 50 岁，发现自己已经两天没有小便了。除此之外，他自我感觉身体非常好。他去当地医院验血，结果却显示他的肾功能已经完全衰竭。于是，他被转到当地的专家门诊，接受透析治疗。一位年轻医生坐下来听他讲述故事。医生问了他一些常规问题，但是并没有找到引起肾衰竭的明显线索。很多检查都做了，也没有显示任何可能的原因。那天傍晚，这位年轻医生来到 W 先生床边。

年轻医生：您能再讲一遍最近一两个星期您都做了哪些事情吗？

W 先生：好的，我们在建造一幢新房子。过去的一两个月我一直在做这件事情。

年轻医生：房子建到第几层了？

W 先生：上个星期我在建浴室。我们买了两个浴缸，到货后我把它们都装好了。

年轻医生：好的。在这个过程中，有什么情况发生吗？

W 先生：一位卡车司机把浴缸送上门来，浴缸外面有塑料防护包装。我拆掉包装，把浴缸连到管道上。

年轻医生：您是怎样拆除塑料包装的？

W 先生：嗯，用工具刮掉，但有些地方粘住了，我就不得不用溶剂把它溶解，所有的塑料包装都去除了。

年轻医生：您用了什么溶剂？

W 先生：四氯化碳 [这时，这位年轻医生变得警觉起来]。但是，等一等，我知道四氯化碳有毒，所以我做了全面的防护措施以免把自己暴露在外，戴橡胶手套、穿防护衣，确保没有溶液沾到我的皮肤上，窗户也是打开的。所以我不可能沾上任何一滴溶液。[年轻医生有点泄气了]

年轻医生：那么好吧。您能详细讲解一下，您到底是怎么做这件事情的吗？

W 先生：我用刮刀把大部分塑料拆下来后，很小心地把溶液倒进浴缸里，几分钟后把剩下的塑料刮下来。这件事总共花了我半个小时。

年轻医生：[这时候他心头"一亮"] 所以，实际上，您是一直斜靠在浴缸上做这些刮擦工作的吗？

W 先生：是的，实际上，我把头伸进浴缸，以便找到合适的角度进行刮擦工作。

年轻医生：是的，我认为是这样的。四氯化碳具有挥发性，这个气体有毒，而且它比空气密度大。气体可能停留在浴缸里，而你把头伸到浴缸里了，你可能吸了半个小时的四氯化碳……

[长时间的沉默！]

倾听患者的故事会给医学伦理和专业素养（包括信念、怀疑、真相和虚假）带来一些冲击。医患关系的基本原则是彼此互信、彼此坦诚，这也是患者信任医生的基础，但是每个医生都可能碰到这种情况，他们有时怀疑患者要么部分地保留了故事，要么伪造了故事，其原因可能是因为感到窘迫，也可能是因为故意欺骗。作为一名专业人员，医生必须把这种想法搁置一边，不要让它影响到和患者的交流。相反，现代医学伦理强调医生完全有必要把"整个故事"都告诉患者，除非患者自己主动要求医生不要告诉他们。即使在这种情况下，医生也必须把向患者保留信息的这个决定记录下来，并给出理由，事后还要对其进行重新考虑。

我们阅读小说时都知道，有些故事比其他故事更加感人，在情感上也更能打动读者，甚至于让读者在故事结局处潸然落泪。其实，许多患者的故事也同样感人至深。医学院校往往把"共情能力"视为学生专业素养的一个重要标志，在选择医学生时，甚至寻找线索考察这名学生是否具有"共情能力"。很显然，这是一名医生必备的品质。然而，在早期的医学教育和医学培训中，医生很可能会因此被卷入一些临床状况，但由于在情感上得不到持续支持，还因此造成了一些潜在的破坏性影响。因此，学会如何在共情和投入情感之间设置界限至关重要，而这往往需要得到资深医生同事们的帮助。

案例6-5　设定界限

安妮是一名中年妇女，患有肝病。她的病情需要她经常采集血液样本并进行静脉输液。她很害怕针管，觉得这些操作让她非常痛苦。A医生是病房里的年轻医生，他对静脉输液很有经验，对自己的专业技能也很自豪。A医生发现，在首次尝试针管操作便取得成功后，安妮很感激他，这让他很有成就感。而当其他人针管操作失败时，他也会主动分担安妮的痛苦。结果，在A医生的默许下，安妮拒绝其他任何医生或护士对她进行静脉输液操作。就连晚上和周末休息时，A医生也会为了安妮赶回医院。渐渐地，这种情况扩展到她其他方面的照护上，例如，活体组织检查等。一旦A医生因为身体不适没法来医院，这时便会出现危机。后来，另一位会诊医生介入了进来。然而，对医患双方来说，打破医生和患者之间的情感界限（处理实际造成的影响）通常都非常令人沮丧。

学习者的故事

每个学习者都有自己的故事,这些故事对他们的学习产生重要的影响。在以前,大学和医学院校并没有倾听学习者的这些故事。学生们反映,他们觉得自己是无名之辈,没有"归属"感。通常情况下,大学除了了解学生的学业成绩之外,对学生的其他情况知之甚少或一无所知。根据这样的现实情况,许多大学引入了"个人导师"制度。导师是教学人员,需要定期与分配给他们的学生见面,学生作为个体,即使表现很出色也会有导师。他们不仅指导学生如何选择课程,还帮助学生定期回顾和反思学习的方方面面(包括学术反馈),帮助学生制订行动计划,充分发挥潜能。他们的目的是提升学生的社会化程度以及参与度,甚至在必要时还给予精神导师般的支持。当需要讲述学生在校生活的故事时,个人导师就能以求职推荐信的形式,给出一个准确合理的描述,这在以前是不可能的。

这些概念正在向个性化学习和适应性学习的领域扩展,例如,是否所有的医学生都需要学习相同课时的课程?如果学生在更短的时间内就能取得所需的学习成果,是否可以允许他们缩短课时?或者,如果他们有责任在身,例如照顾孩子,或者需要工作,是否能够给他们提供兼职学习的机会?在个性化学习项目中,可以将线上学习与实际的学习经历相结合,满足每个学生的需求。

案例6-6

艾莉来自东南亚,是一名在英国的医学院读二年级的医学生。从一开始进入医学院,她就很少与老师、同学交流和互动。她很害羞,但主要的问题在于,她因为宗教信仰不可以喝酒,但是她所能参加的每一次学生活动都要喝酒,甚至喝得酩酊大醉。学生的其他社交活动也都基本在酒吧和俱乐部举办,她大部分时间都待在学生宿舍里学习。虽然她感到孤单、沮丧,但仍旧取得了很好的学业成绩,医学院对她的进步评价为"十分令人满意"。她远在马来西亚的父母很高兴,因为她考试门门过关。

三年级时，学校引进了个人导师制度。她和导师见面聊了一个小时，现在终于有人愿意听她讲述自己的故事了。有一天，导师邀请她去家里吃晚饭，同行的还有导师的其他 10 位学生。导师为他们准备了一些软饮料和少量的啤酒。在导师的鼓励下，团队成员各自分享了他们作为医学生的故事。有一名四年级的学生，他的经历和艾莉很相似，和他交谈以后让艾莉有所收获。团队成员约定定期举办社交活动，并在举办活动时，照顾到各自不同的文化差异以及宗教信仰。艾莉与团队中其他两位三年级学生组建了学习小组。晚上，她们一起在图书馆学习，在休息的间隙一起喝咖啡。总之，艾莉在医学院的学习体验得到了改善，最终她以优异的成绩毕业。

教育者的故事

如同学习者把他们自己的故事带到学习中一样，医学教育者也把他们的故事带到教学中。近年来，人们对"隐性课程"的兴趣越来越大，角色示范、导师制、"沉浸式"学习在帮助学生的个人成长和医学专业化发展上发挥了重要的作用。迄今为止，教育者们都有自己的动力和热情，也渴望把这些传递给自己的学生。在许多医学院校，这种能量激励学生承担研究课题，和其他研究者及其团队相互合作。学生们常常第一次真正了解到研究的意义，也体会到了因研究所带来的挫折感、兴奋感，以及学会了研究所必需的技能。

另一方面，无论有意还是无意，没有一位教育者能够做到不带任何偏见和歧视。以往，从事医学教育工作的都是"外行"人士，要么是临床医生，要么是科研工作者，他们都没有接受过专门的教育学培训。然而，这种现象越来越不被人们所接受。在对医学教育有浓厚兴趣和特别天赋的人面前，新的职业道路已经出现。在英国，如果医生有教学任务，现在必须提前接受教育学方面的专门培训。这些培训能够让教育者认识到，在与学生沟通时，他们需要避免那些消极态度和消极行为。这种培训早就该成为专业化医学教育的一部分内容。

医学教育与医学培训的"完美结局"

什么样的医生才是好医生？怎样培养一名好医生？2002 年,《英国医学杂志》整期刊物都是围绕这个话题展开的。编辑部最终得出结论,他们无法回答这个问题,而且永远无法回答这个问题。然而最近,有人基于成果导向教育（OBE）原则给出了较为积极的解答。英国医学总理事会（GMC）在 2009 年医学生法定指南《明日医生》一文中指出:

医学毕业生要把照顾患者作为第一要务,以称职且合乎伦理规范的方式运用他们的知识和技能,发挥领导才能,对复杂未知的情形加以研判。

理事会进而详细定义了毕业生在医学院校求学期间究竟要取得怎样的成果,按照标题分为:"作为学者和科研工作者的医生""执业医生""专业医生"。如今,对医学教育的成果,世界各地存在许多其他类似的定义,如加拿大医学教育指导体系（CanMEDS 框架）[1]、优化医学（Tuning Medicine）给出的定义,等等。不同寻常的是,在现代医学教育中,对于如何结束故事,我们有很清晰的想法。成果导向教学法的优势在于没有扼杀多样性:它并未统一规定医学院如何设计课程、医学生如何进行学习。因此,尽管医学教育故事各异,但都能取得一致的效果。

医学教育、医学培训的设计者和组织者都面临着这样的挑战:如何设计故事吸引读者或学习者的兴趣,激发他们的学习积极性并乐意参与其中;如何将学习过程中的所得、所悟应用于实践;如何让专家们投入时间和精力讲好这些故事;如何培养出这样的好医生:他们既称职又合乎医学伦理规范,无论个人生活还是职业生涯都很成功,不论他们在何种环境下行医,都能给予患者安全、有效的照护。

（钟丽波　译）

---

[1] CanMEDS 框架（Canadian Medical Education Direction System framework）是加拿大皇家内科和外科医师学会于 20 世纪 90 年代为改善"以患者为中心的照顾"而创建的关于医师培训与评价的纲领性文件。

参考文献和延伸阅读

Cumming A, Ross M. The Tuning Project for Medicine: learning outcomes for undergraduate medical education in Europe. *Med Teach*. 2007; **29**: 636-41.

David T, Patel L, Burdett K *et al*. *Problem-based Learning in Medicine: a practical guide for students and teachers*. London: RSM Press; 1999.

第七章

学生的故事

Sarah Richardson , Colin Robertson

我最早的记忆是碎片化的。当然，记不起确切的细节或事实是常事，但是对特殊事件的叙述是习惯性的，而记忆往往会通过反复讲述以及家人和朋友的证实得以强化。当这些信息有了具体的语境就能被记忆检索了。我们的语言发展到大约两三岁时才具备储存和处理记忆的能力。现在，我第一次能按时间顺序来讲述我的故事。

虚构故事本身促进了叙事的形成。儿童从三岁起会撒谎，也确实撒过谎。这对他们理解故事过程和他们的语言能力至关重要。究其原因可能是为了避免某种行为导致的后果，为了给人留下深刻印象，而篡改或夸大事实。但这至少在一定程度上让孩子去探索或分析虚假故事所引起的反应。现在，孩子第一次意识到他们的思想和感受对他们自己而言是独一无二的，他人无法用"读心术"臆测其心理，这很明显就给了孩子们撒谎的机会。《伊索寓言》中喊"狼来了"的男孩的故事、乔治·华盛顿和他父亲的樱桃树的故事，都是成年人用故事的方式试图教育孩子在撒谎前要三思。至于这种技巧是否有效是存在争议的。另外，由于狼、斧头和樱桃树在现实生活中并不常见，这些故事可能需要更新了。

三岁生日时我收到了一个玩具医药箱。我问妈妈，"医生是干什么的？"她说，"如果你身体不舒服可能就需要去看医生。医生会尽力帮助你好转。"妈妈只用了两句话，涵盖了人物、问题、解决办法，简单到那时年幼的我就能理解，但其所包含的信息却至关重要。这两句话的故事提供了一个平台，我可以在此平台上构建特定领域的知识。除了父母的影响外，对许多人而言，电视节目和电影往往是他们决定从医的关键。《霍尔比市》《急诊室的故事》和《急诊室》确实影响了我，因为故事情节跌宕起伏、扣人心弦，而且里面的许多人物角色都是我学习的好榜样。在《急诊室的故事》中，卡特医生独自进行开胸手术、用圆珠笔进行气管插管、用钻孔为颅脑损伤导致的颅内高压患者减压，这些情节留在脑海里无疑吸引并影响了我。虚构的医疗故事中的真实性，是否会影响我们的认知，进而影响我们的职业选择，则更令人担忧。以最基本的医疗紧急情况心脏停搏为例。在英国，院外发生心脏停搏的总存活率约为 8%～10%，且其中 75%～95% 的病例是由原发性心、肺疾病诱发的。而对美国电视节目的一项研究显示，引发心脏停搏的最常见原因是外伤（枪伤、交通事故、溺水、触电），而采取心肺复苏急救后总出院率为 67%。最近一项针对电视节目中虚构的 70 例心脏停搏的研究显示初始存活率为 46%，"患者"的平均年龄为 36 岁，而且心肺原因引起的患者患病的只占少数。因此，观看医疗电视肥皂剧的中学生会大大高估心肺复苏成功救人的概率，这就不足为奇了。

　　对每个医务人员而言，第一位患者的故事都是独一无二且令人难忘的。观看电视肥皂剧和反复阅读我的急救手册根本算不上准备。只有当我成为了青少年急救员后我才开始理解救治患者的概念。在我家乡的一个集市上，一个小女孩被带到我所在的急救站。轮到我给她看病，一想到要把我的培训付诸实践时，我就紧张得反胃。她脚崴了，这种情况，在我现在的工作中每天能遇到十余次，而当时看到这种情况，我很害怕。她显然很痛，艰难地支撑着。我了解了病史，做了初步检查，但至于她具体哪儿出了问题，严重与否，我真的一点都不知道。急救站的高年资急救员是一名医生，几分钟后他就补全了我遗漏的病历信息，检查了脚踝，排除了拍 X 线的需要，叮嘱女孩要遵守踝关节扭伤的 RICE 原则[1]，然后让她和父母一起离开了。在女孩离开后，他还讲解了脚踝损伤发病的常见机制、渥太华踝关节规则[2]的基础知识和治疗方法。因此，直到现在我还记得那些规则。

医学院：起航

　　上医学院最困难的事是从中学时的"填鸭式"接受信息过渡到听讲座，还需额外多学几小时才能理解获得的信息。在最初的几周里，很容易被海量的

---

[1] 译者注：踝关节扭伤的 RICE 原则，即休息（rest）、冰敷（ice）、加压包扎（compression）、抬高患肢（elevation）。

[2] 译者注：渥太华踝关节规则（又称渥太华脚踝损伤诊断标准）是医生在评估足踝疼痛患者以确定其是否需要进行 X 线检查时使用的一系列指南。这些指南是由加拿大渥太华的一组医生制订的。

信息搞得不知所措。结果新生们会满学院地搜罗寻求高年级学生指导，以便找到最好的学习方法。

由于我们天生就有叙事天赋，为了记住并消化所获取的信息，"怎样做和为什么"是我们记忆信息和吸收信息最常用的机制。当我们需要推翻这一点时，例如，需要记住长串的相互孤立的事实的时候，记忆的过程就会困难得多。我们天生就不善于记住那些没有语境的信息。不管你说得多慢、多清楚，如果没有给出叙事框架和目的，我就不可能记住你告诉我的事情。本科医学及其考试体系充斥着大量这样需要背诵的信息，它们通常以列表的形式出现：如杵状指的病因、脑神经的序列和名称、用于治疗高血压的药物。对一些学生而言，采用助记符号、首字母组合词或首字母缩略词之类的方法可能有助于把脑神经序列的这些信息变得"易记"，但是由于这些方法未必可靠，经常使用此方法的学生大约只占20%。对大多数学生而言，只有把故事和亲眼所见的疾患或病症相结合才是他们"牢记"这堂课所学的必要方法。

案例7-1　"度过第一年"

在第一年的头几周，我们听了一场不同寻常的讲座。讲座向我们介绍了一个二年级的医学生，他站起来，给我们简要地讲述了他的故事。

在学校他每次考试都得"A"，他毕业考试也是全"A"，一路顺利地进入了医学院，上了一年级，坚信自己会继续成功。他参加了大多数的讲座和导师辅导课，但在既定课程之外没做什么其他的事。他满怀信心地参加了考试，结果却全部不及格。

他看着我们，并提醒我们说，在演讲厅的每个人都是成绩"A"等的学生。我们已清楚地证明我们具有较高的智力水平。在学校，这一点往往足以让我们获得成功。但是在医学院有聪明才智却不加以利用，已不再能确保成功。他之前没有意识到需要下很大功夫，曾沾沾自喜，且过度自信。他预言（结果一语成谶）那一年我们中有相当多的人将会中途退学，这不是因为学习太有挑战性或认知能力上的困难，而是因为学医并非出于他们的本心，或者是因为他们没有努力学习的意愿。我们所有人都是有能力的，但真正优秀的学生是那些能把能力用于"正道"的人。

他讲完之后，我们沉默了一分钟。对许多人而言，他的故事是一种激励，帮助我们应对学医最初几年的挑战。在这几年里，生理学、解剖学和生物化学知识如同热带丛林般漫无止境，充满挑战。

你参加过的最有趣的讲座讲得是什么内容？有什么特别之处吗？我们在系统的基础教育上花了 15 000 多个小时，然后在医学教育上又花了 5 000 个小时，但你真正能记住多少课呢？可能只有三到四节吧。为什么有那么多课都记不住呢？弄清楚其中原因是改善学生和实习生学习体验的关键。案例 7-2 和案例 7-3 列举了不同的方法，可以让学生参与到患者的故事中去。

案例7-2　"体验"患者的故事

这只是大胆的概括，但许多学生发现很难对老年人及他们的疾病感同身受。当你年轻、健康、活跃的时候，老年人的虚弱、大小便失禁和日常起居的困难并非像严重创伤、移植手术和精细的介入放射学那样令人兴奋。因此，关于"老年人常见骨折"方面的课程并没有引起学生的极大兴趣。而骨科带教住院医生已经尽力了，她带我们去见西弗赖特（Sievewright）女士，一位患有科利斯骨折的老太太。X 线检查和复位技术的描述还算有趣，但我们的兴趣在不断减弱。在解释需要的术后护理时，带教住院医生看见我在打哈欠。

"你骨折过吗？胳膊或腿上打过石膏吗？"

"没有"。

"你想感受一下吗？"

"想。"

"你的惯用手是右手吗？"

"是的。"

带教住院医生指导我的同班同学，他们笨拙地在我的右手腕和前臂上装上悬臂板，打上石膏。我感觉石膏很重，但干了时暖暖的让人有种奇特的舒服感。

"体验一下戴石膏，明天再告诉我们你的感受好吗？"她说。我回到家里，自豪地展示自己的石膏。我正在"体验"常见的骨科故事，尽管没有与骨折相关的疼痛和肿胀。

问题马上就来了。我费了好大劲才能拧动门把手，煮咖啡时差点把水壶掉在地上。更糟糕的是，我无法独立自如地如厕或更衣，如果你不相信我，你就试试用你不常用的那只手洗澡或系鞋带。你会产生深深的、深深的耻辱感。

第二天，住院医生拆下令我不舒服的脏兮兮的石膏，感觉真是一种解脱。

"你真幸运，"她说，"你很健康，无病痛，又年轻，而西弗赖特小姐则不同，她独自居住，要打上六周的石膏，她的骨科故事才刚刚开始。"

案例7-3 "医生，我想要个孩子"

另一方面，一位产科医生可以让原本枯燥的事实陈述改头换面。他把不孕症的生理学和解剖学知识和相应的治疗方案相结合，讲述了患有不同基础疾病的妇女到诊室就诊的故事。

- "我尝试怀孕已经两年了，却一无所获。一定是有什么问题。"
- "我患有多囊卵巢综合征，你能帮我要个孩子吗?"
- "我37岁了，如果接受体外受精，出问题的概率有多大?

将信息点纳入语境中，能使其变得生动而有意义。这就是我的故事。通过这样的方法向学生传递信息是如此的简单，五年后我仍然记得这些内容。

不同的文化，不同的故事

选修课可能会改变学生的人生轨迹。几乎是从我想成为医生起，我就梦想着去非洲。经过深思熟虑后，我决定去坦桑尼亚。在那里我既可以工作，又可以尽情享受我热爱的户外运动和徒步旅行。我在网上联系了一个志愿者组织，可以选择在靠近乞力马扎罗山山麓的城市或者西南部的农村实习工作。最后我选择了南鲁克瓦地区的姆潘达地区医院，距离达累斯萨拉姆1 200公里。

此次行程历时 6 天。其中的一天在赞比亚边境，有历时 8 小时的 300 公里的巴士车程。到医院的最后 240 公里土路，我和挖宝石的阿拉伯矿工一起搭便车。

我跟随萨勒姆（Salum）医生，一位助理医生（2 年学历文凭，具有在基础的医学领域行医的资质）和乔特（Chaote）医生，一名在医院有执业资格的医生。在上午去门诊部之前，我们参观了医院的六个病房、两个手术室、护士长办公室、厨房、洗衣房，并见了每位工作人员。在诊室外等待就诊的患者数量惊人（图 7-1 和图 7-2）。

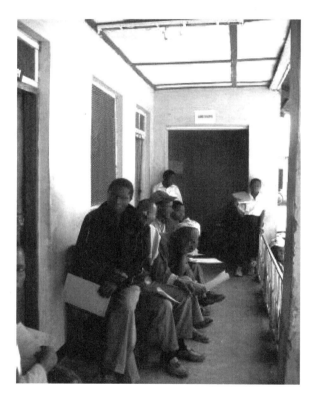

图 7-1 姆潘达地区医院的门诊患者

我的第一个患者跛着脚走了进来，不过双腿缠着的几条绷带都没包扎好。穆萨（Musa）大约 60 岁，在农村生活的大多数非洲人都不知道自己的出生日期，他们通过数庄稼丰收的次数大概估算自己的年龄。当时我几乎不懂斯瓦希里语，所以由萨勒姆医生做翻译。穆萨腿部溃疡已有数月，并且持续疼痛。

他服用了好几个疗程的"基本"抗生素药,但都不起作用。溃疡面积越来越大、越来越深、越来越痛。现在他无法下地干活维持一家的生计。萨勒姆医生解释说,一旦热带溃疡形成,他们需要联合使用抗生素和抗真菌药以及复杂的敷料。穆萨低着头,他用斯瓦希里语说:"我没钱,家里很穷。"他抬头看了看,我们目光接触了几秒钟,然后他叹了口气,看向别处。他向我们两个表示感谢,然后带走了一张他能付得起的处方,开的是另一种基本但便宜的抗生素。

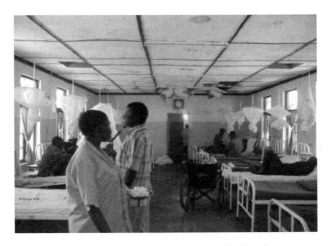

图 7-2 　姆潘达地区医院的男性外科病房

接下来的几个月里,我了解了医院的运营情况。我对一些复杂的热带病,如疟疾、伤寒、霍乱和肝炎有了基本的了解,我在国内是看不到这些疾病的。在艾滋病病毒/艾滋病和结核病诊所,我听到了这些疾病在该地区蔓延背后的故事:一个祖母带着六个孙辈到诊所检查,其中三个孩子感染了艾滋病病毒,一个已发展成了艾滋病。他们的父母几年前死于艾滋病相关疾病。她独自承担着照顾孙辈的重担。她解释说,为了挣钱糊口她得返回去上班,她负担不起一直送孩子们上学的费用。但如果她能弄到钱买书和校服,那两个"健康"孩子有时会被送到学校读书。

这些都是深刻而又感人的个人故事。虽然一开始我不知所措,但是通过每个故事,我对他们的生活有了更多的认识,也加深了我对基本诊断和疾病管理的理解。我才日渐意识到自己是在庇护和优渥的环境下被抚养长大的。

因为这家医院太偏僻，以至于许多医疗资源都非常匮乏，血液检查项目有限、超声诊断仪有故障、X 线机和手术室的供电断断续续。药品的库存量通常比较低，这就需要配给"稀缺"的药品，如治疗破伤风的地西泮和外伤用的阿片类药物。我曾认为，如果缺失了最基本的医疗资源，想要治疗某些基本疾病是不可能的，但是工作人员多次告诉我，一些患者仅使用抗焦虑药或"基本"抗生素就治愈了。

返回医学院

我回到西医的工作经历比我预期的要困难得多。我曾在一家教学医院的急诊室工作，就诊的患者和亲属与姆潘达地区医院的一样多，但是，他们的差异真大啊！

一位患者因术后伤口感染转诊过来，他等了几小时，显然不高兴了。会诊医生做了自我介绍，并解释说我会旁听，患者一声不吭。然而当被问及现在有什么健康问题时，他咄咄逼人地开启了长篇大论，抱怨候诊时间长，他的全科医生对他全无关心，等候检测完成的时间长得不合情理。然后他又开始对医生、护士和英国国家卫生服务体系（NHS）进行了全面地抨击。

我大吃一惊！在我以往的印象中，这种咄咄逼人的情况通常源自周五晚上喝醉的患者，而不是周一下午来就诊的中年男子。

会诊医生平静地为患者候诊时间过长而道歉，解释说一直有急诊并且他们已经尽力而为了。患者却并未就此平静下来，继续抱怨医疗水平差。再次道歉后，会诊医生建议先着手处理病情。实际上，患者伤口感染轻微，只需要增加一个疗程的抗生素药物治疗即可。之后患者获准离开，和他来医院时一样忿忿不平。

患者的自以为是、傲慢和攻击性行为让我大为困惑。我刚从坦桑尼亚归来，在那里我看到一个妇女在两天内步行了 84 公里，把她奄奄一息的孩子交给医生就诊，这些治疗是需要花钱的。令我难以接受的是任何人都可以指责 NHS 的医疗水平低。上文中的男子患慢性病，但并没有生命危险，因为这个慢性病，他做了免费手术，术后出现了并发症，他又免费预约看了全科医生，在 3 小时内他在急诊室接受的护理评估、血液检查和伤口拭子检查、专家诊治和一个疗程抗生素药物治疗，所有这一切都是免费的！

我一边喝咖啡,一边忍不住向会诊医生表达我的看法。"你只知道他故事的一小部分,"他说道,"也许他妻子刚刚离开他;也许他家里有个生病的孩子;也许不返回去上班,他会丢了工作。"他解释说,与这些患者争辩是没有意义的,因为他们不了解医务工作者承受的压力以及他们的故事。"面对挑战吧!"他说道。

我们可以不断地从故事中学习

我不再是医学生了,但故事继续在我的职业生涯中发挥着重要的作用。患者每天都让我觉得意外:有时我们尽了全力,患者的病情却变得更严重;有时他们会在我们意想不到的时候死去;有时我们错漏线索,把事情搞砸了,却侥幸逃脱了惩罚;而有时我们却无法全身而退。

珍(Jen)25 岁左右,几天前她来到医院,此前她的身体一直非常健康,我拿起她的病历记录,叹了口气,对护士们说,"她本该去看她的全科医生。"

珍说,"我来看病是因为我不能正常地跑上山了。"

她是个山地跑运动员,一般能在 3 小时之内跑完马拉松。过去几天她试着跑步,但累得喘不过气来。她胸部右侧有轻微的疼痛,但没有特别的症状。生命体征观察结果正常,血氧饱和度 98%,呼吸频率 16 次 /min,心率 80 次 /min。快速血常规检查、D- 二聚体和胸片检查,似乎有些多余了,但也没什么坏处。我让她坐下来等结果。半小时后,我接到电话,发现她瘫倒在候诊室。在复苏室,她的血压和血氧饱和度都很低,非常危险,她患有严重的心动过速,出了大问题。

通过静脉输液、吸氧、溶栓和通气,她的病情有所好转,可以进重症监护室了。CT 扫描结果证实在肺动脉远端的血栓已溶解了。经过艰辛的一个月,她的病情才好转到可以开始康复治疗。

我把她的故事讲给我的学生听,有些学生难以置信地看着我。我告诉他们,即使到了你认为自己对医学已经了如指掌的时候,你同样会遇到像珍这样的患者。

(周春晖 黄 钢 薛文隽 沈 军 译)

参考文献和延伸阅读

Diem SJ, Lantos JD, Tulsky JA. Cardiopulmonary resuscitation on television. Miracles and misinformation. *N Engl J Med*. 1996; **334**: 1578-82.

Harris D, Willoughby H. Resuscitation on television: realistic or ridiculous? A quantitative observational analysis of the portrayal of cardiopulmonary resuscitation in television medical drama. *Resuscitation*. 2009; **80**: 1275-9.

第八章

医院的故事

Jim Huntley

医院是一个名词，其涵义可解释为：

1. 历史上是用来招待旅行者或陌生人的服务机构；或指由医疗骑士团建立的相应机构。

2. 为穷人提供住所和生活保障的慈善机构；接纳赤贫者、体弱者和穷人的收容所。

3. 为患者或伤者提供医疗或者外科治疗的机构或场所。

改编自《新牛津英语大词典》(简编本), 1993

整个世界是我们的医院，

由那个不幸的百万富翁资助，

在那里，如果我们的病况好转，

我们就将死于专制的父爱的关注，

它须史不离引导着我们，不论我们身在何处。

T. S. 艾略特(T. S.Eliot)《小吉丁》, 1943

这是一个发生在当地的故事。2015 年 6 月 10 日，在临近建院 101 周年之际，位于英国格拉斯哥市约克山的皇家儿童医院（图 8-1）正在搬往城市另一端的新址。正如我乐于相信的那样，在医学和生活中，医院的某些属性可以从一个地方远距离"传送"到另外一个地方；我也相信，医院的位置特征具有重要的历史象征意义。其实，"正在搬迁"不过是"垂死"的一种委婉说法，尽管你也可以理解成在另一个地方会有一所新医院诞生。"约克山"一词一直在被人们使用并滥用，现在该词已经遍体伤痕：其故事关乎生命与爱，存在与死亡。如果把大卫·威杰里（David Widgery）的话断章取义，那就是"我正看着一些东西死去，但我倒希望没有看到。我能做的或许只是将这个过程记录下来。"

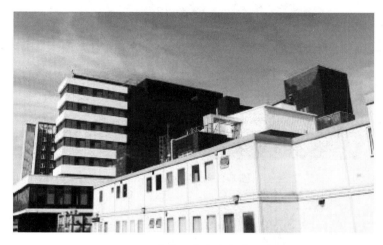

图 8-1　约克山的皇家儿童医院

医院的建筑衰败、功能衰减已有一段时间了。五年前我来这儿工作时，医院就已到了它的"疾病晚期"。医院的内部和外部一样，又脏又破，衰败不堪，到处都是划痕和污损。这家约克山医院的衰败现状与国内外的任何一家医院之间都形成鲜明的对比，那些医院的大理石门廊好似被漂白粉清洗过，干净宽敞的空间让人感觉这不是一家医院，而是用来展览光与美的展品的陈列馆，美得让人禁不住觉得这是一种折射出专业水准的光环效应……这其实都是虚幻的。尽管约克山医院衰败，"死亡"征兆初显，但是与那美得堪比卷首插画的展览室相比，待在这个我曾努力工作过的地方，反而觉得更自在。

可能是因为最近格拉斯哥经常下雨，道路尽头的医院招牌（图 8-2）沾满了污垢，上面还有涂鸦。医院的招牌后面就是"约克山"。当医院为数不多的停车设施使用殆尽后，孩子们的父母不得不吃力地推着童车和轮椅上上下下。右边的栅栏已经生锈，油漆也开始剥落，上面还有一系列的"死亡风险"警示标牌，竖警示牌可能与栅栏的另一边有个变压器有关。这里的人行道坑坑洼洼，到处都有裂缝，让坐童车和轮椅的人都感到不舒服（图 8-3）。

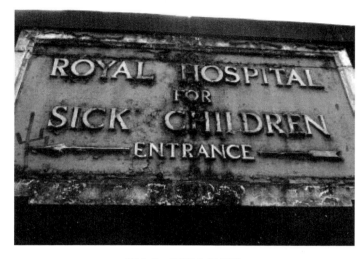

图 8-2　医院大门招牌

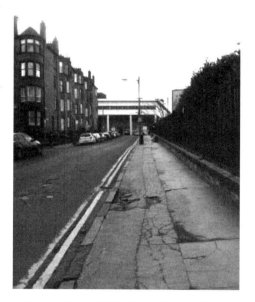

图 8-3　约克山通向皇家儿童医院的坡道

夏季,栅栏上爬满了茂盛的绿色植物(图 8-4),这些植物长得很像日本虎杖(拉丁名: *Fallopia japonica*)。1886 年在乌得勒支花展上,日本虎杖因被评为"最有趣的外来者"而获奖。但从那以后,日本虎杖的声望渐渐下降,现在被称为全英最有害的杂草。环境、食品和农村事务部(DEFRA)的一项研究显示,要控制英国的日本虎杖耗资竟高达 15 亿英镑。日本虎杖出现在哪里，哪里的开发成本就会大大增加，这已不足为奇。日本虎杖具有强大的再生能力，其根茎可以深入地下 3 米，覆盖 7 米之广；日本虎杖的嫩芽能够穿透柏油路面，要把它彻底根除将是一个巨大的挑战。日本虎杖就像某些人生处境似的那般凶险。

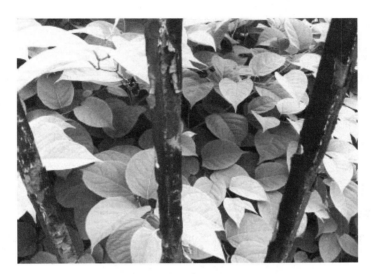

图 8-4　栅栏和杂草，变化和衰败

　　医院里的这条路是单行道，但有两个主任医生正骑着自行车，寻找弯道急刹车的紧急出口。在这家医院，这种傲慢已成为一种体制内的自满并长期存续，这一点着实让人惊奇。在这里，医生可以不洗手就在患者中来回穿行（好像病菌会尊重医生的显赫地位似的）；或者，还有医生对医院手术流程和纪律置若罔闻，他们会穿戴手术室装备，如帽子、外科手术服和平底鞋，在医院主楼来回穿梭。我们应该制止医生轻视院内感染防控的基本措施的行为，也应该制止他们在院内单行道上的逆向快速骑行。

　　往左拐是一条人行道，经过医院门诊部。在这儿，几个吸烟的人正聚在"禁止吸烟"的警告牌附近吸着烟，他们离石膏诊室的窗户还有癌症患者病房的进风口都很近。我仿佛听到大诗人惠特曼来到我身后，把手放在嘴边拢成喇叭状在我的耳边吼道："生活这里有什么意义？啊，自我！啊，生命！"

　　医院大厅有六台电梯，最多只有三台能正常运行。有一台经常反向运行，还有两三台根本就不动，电梯的门倒是经常自动开开关关。每天大家都没有确切的办法来准确预测电梯的性能到底会如何。医院的管理部门位于一楼，假如在七楼的话，这些电梯会不会早就修好了？你想乘电梯吗？旁边就有楼梯（走楼梯可能更快些）。这些电梯犹如是为《银河系漫游指南》办公室开发的"快乐垂直人体输送机"，简直可以成为青少年数学作业中的概率模拟题。就这点而论，大厅既是具体的前厅，也是抽象的前厅，因为它决定着什么能上，什么能下。这些电梯是用来告诉我们（虽然安装电梯的本意并不在此）：在这幢大楼，谁都无法知道哪架电梯能正常运转。

我可没耐心等电梯，因此我使用楼梯。楼梯很陡，使用的石材很滑，一级台阶对小孩子来说又太高。这原本没什么，只是小孩子们居然也不乘电梯，他们在楼梯上艰难地爬上爬下，还常被别人的脚给踩到。楼梯仅能容纳两人并行，因此人们常常不得不中途停下来，然后再走。如果你想很体面地跑上楼，那几乎不可能。这种奇特楼梯的好处在于它占地不多；任何从顶楼中心位置掉下来的物体都会直接落到地下室，摔得粉碎。真怀疑当初设计楼梯的人是否咨询过消防部门。

门诊更夸张。诊室有点像儿童游乐园，但这不是因为它们收集了大量"玩具"；而是因为它们布满了"陷阱"，这里的每间诊室都有七个像捕鼠夹一样的窗户，烫人的热水，像捕鼠夹一样的垃圾桶（数量为两个），只到三岁小孩眼睛那么高的桌子，而且桌边锋利，还有门挡装置（这对轮椅使用者极其不便，常常会把他们弹回去），长椅旁有侧杆，有时候会有用，可以防止人们摔倒；但有时候下面的铰链却让人一惊，成了危险的"玩具"。

我得到允许可以在医院内部和周围拍照，当然，不能够拍摄患者和病房。相反，在英国国民医疗服务体系的格拉斯哥和克莱德的小册子《庆祝一段引以为傲的历史：皇家儿童医院（1882—2015 年）》上，有许多儿童、护士和病房的照片。历史上，这些病房看起来干净、宽敞、明亮，甚至给人乐观的感觉，简直没有任何地方看起来像现在这种状况。然而，在过去十年，医院的护理用品供给、护理用品数量、院内教育和工作保障都在持续减少或降低。尽管护士们习惯性的精力充沛，态度和蔼且坚毅，但其实士气很低落。"高效率"已成为目标管理表上的目标，进行实时记录等要求让病房忙碌混乱、病床的使用率和周转率都极高。

地下室确实不是人待的地方，但却有可进可出的双向捷径（图 8-5）。在这儿，墙面装饰剥落，水管修修补补，水龙头生满水垢。在"伤疤"和"纤维症"中，在灰尘和蜘蛛网中，还有"生命的迹象"：这里能听到医院的"肠鸣声"；这儿有营养品和排泄物，液体和气体都在"流动"。不管是医院还是人体，管道最初都完美无缺,但慢慢从内到外开始阻塞。在这具嘎吱作响的笨重躯体里,隐藏着一种高尚的精神。"医院就像一艘战舰",1915 年,赫克托·卡梅伦(Hector Cameron)在约克山医院年会上如此宣称。"刚启航时,它处于巅峰状态"。如同克莱德河上的众多船只一样,这架医院战舰即将服役完毕。在地下室,还有其他安全出口和疏散出口,尽头通向光明(图 8-6)。

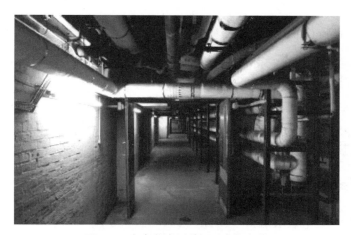

图 8-5　皇家儿童医院:医院的内脏

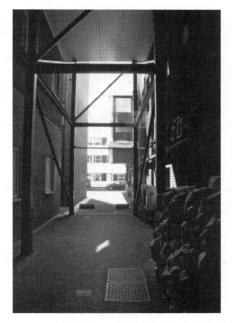

图 8-6　皇家儿童医院侧面出口:通向光明

虽然我不能声称好风景能改变手术的结果，但我还是会怀念从第五手术室窗口望出去的风景（图8-7）：格拉斯哥大学以及矗立在大学前面的李斯特和凯文的雕像。在苏格兰启蒙运动中，格拉斯哥大学代表了很多东西。而李斯特和凯文则是外科学界及科学界的重要人物。我能给这道风景打个高分吗？

最近，我们非常幸运地对医院的电子病例和记录系统进行了大升级。不幸的是，虽然这次自上而下的行政命令用意很好，但因为信息技术基本设施不足，最终执行得非常糟糕。事实证明新系统很容易崩溃，这可是"前所未有"的新情况。新系统非常缓慢，简直就是一场灾难，而且比之前受到限制的更多，比部分使用纸质的旧系统更加脆弱。这些问题，非常容易预测，而且也被预测到了。但不幸的是，却没人想到它们真会发生，这不是一个好兆头。许多自上而下的举措都具有瓦解军心的功效，不管是在护理病房、专业科室还是员工潜能的发展上。

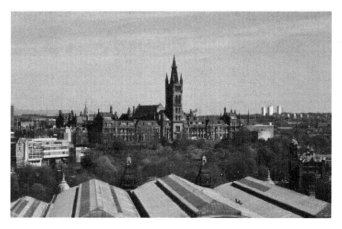

图8-7　从第五手术室望出去的风景——格拉斯哥大学

难道就没有管事（或指导、领导、从事政治活动）的经理、主任、领导或者政府官员来此地闲逛一下，察觉到问题，意识到问题的严重性并开始关注，最后把问题改正过来吗？这些问题被忽略是否是因为它们并不属于目标任务表中的任何一项？可能弗朗西斯（Francis）说的是对的，他说我们的文化是为系统做事，而不是为患者做事。

在河对岸的新医院快要建好，再去修缮心脏病手术室的屋顶或通风系统就没什么意义了。新医院被吹捧为具有"顶尖水准"，还更有甚者将其誉为"世界一流"和"黄金标准",这也不足为奇,希望如此吧。到底是什么,或者说是谁,将让这个新医院运行起来呢?答案是让老医院运作的那批人。一个朋友采用有助记忆的缩写POSSE[1]来描述这支多学科队伍。POSSE代表的是理疗师、职业治疗师、社会工作者、语言治疗师……以及其他所有人。

尽管得到了政府官员和管理人员的重视,但我觉得这并非理由,我相信最终还是由POSSE这群人来管理医院。这里的POSSE包括临床医生、护士、理疗师、放射科医生、检验师、矫形医生、治疗师、儿童游戏组织者、秘书、搬运工、社会工作者、前台接待、病例管理者和其他所有人。亚洛夫(Yalof)的《生与死:一个医院的故事》一书对医院员工进行了一系列的如实描写,个人故事、动机及信仰,这些因素如何融合在一起,塑造了哥伦比亚长老会医学中心独特的医院风貌。亚洛夫(Yalof)的开篇介绍非常乐观:

……知道医院能经受住仔细审视,知道医院有种种缺点,但它依然会是一个非同凡响的地方。

这种合作精神很重要,很早就被强调:

"我是车轮上的一根辐条",急诊室主任说道,"如果我的同事和我一起用力,那么轮子就会转得很快,患者的生命就能被拯救。"

如果没有人的活动,医院的存在将毫无意义。或许,医院演绎的就是人类的故事。哥伦比亚长老会医学中心总是充满活力,与此形成鲜明对比的是底特律联合社区医院,满是阴郁和忧伤,遭人抛弃,不仅废弃的大楼残破不堪,其婴儿死亡率也很高,折射出当地的贫困状态。人类地理学知识能很好地概括这段历史。

格拉斯哥儿童医院于1882年在加内特希尔(Garnethill)区成立。早在英国国民医疗服务体系诞生之前(1948年),儿童医院是一家为应对当时严峻的

---

[1] 译者注:POSSE是英语中理疗师(physiotherapist)、职业治疗师(occupational therapist)、社会工作者(social worker)、语言治疗师(speech therapist),以及其他所有人(everyone else)的首字母缩写,其成员构成比较复杂。

需求形势而"自发形成"的医院。凭借事后的领悟以及所处的有利历史位置，我们也能看出来当时确实需求紧迫。发表在 1882 年《柳叶刀》上的一篇文章宣布医院开张，并指出了这种需求。

在格拉斯哥的所有死亡患者中，有一半以上都是 5 岁以下的儿童。自从这个可怕的事实曝光以来，现在已有 20 年光景。

格拉斯哥每年的死亡率约为 3%（英国国民医疗服务体系格拉斯哥和克莱德公司通讯组于 2015 年的数据）。医院的建立在当时遭到了既得利益集团的阻挠，尤其是来自皇家医院董事会和格拉斯哥大学议会的阻挠，这太令人遗憾了。

1914 年医院搬到现址，但是刚过 50 年，**伯内特大楼就已到使用年限。毛病已经找到，是钢筋混凝土结构的问题。据称，该大楼处于"可能崩塌"的状态。**

于是，大楼在 1966 年拆除并重建，于 1971 年重新开放。按照最好的字面意义理解，这家医院是在博爱（对全人类的爱）的基础上得以创建，逐步完善并持续运营。这种文化持续至今，尽管英国国民医疗服务体系为 POSSE 们提供工资收入，但他们依然相互依靠、互相支持，实际工作时长远远超过规定时长。医院是一个复杂的系统，我的意思是，医院的组织和运转不依靠主要行政人员，而是依靠 POSSE 内部不同行为主体之间的充分互动得以实现。简而言之，医院没有领跑人，这里也不应该出现严格的等级制度。复杂系统的美在于他们的突发属性（真正的结果），这种属性相对于行为主体之间的互动而言，是一种别样的"秩序"。罗伯逊（Robertson）在她的文章《约克山的故事》末尾处写道：

无论新医院在儿童医学领域有何进展，我们永远也不该忘记，约克山的故事始于加内特希尔（Garnethill）的一座普通住宅，始于那几个人，他们信心十足，为了在格拉斯哥建立一所儿童医院而为之奋斗了 20 年。

昌西·利克（Chauncey Leake）在关于曼彻斯特皇家医院和西奈山医院的

两部书评中也给予了类似表扬：

> 医院的传记也可以像个人传记那样有趣、那样重要。医院由不断变化的个人群体构成，其发展可以被成功塑造，可以令人愉快且卓有成效。

关于医院在卫生、诊断和疾病方面的作用，马歇尔·马林克（Marshall Marinker）如是说：

> 现代医院存在的目的在于发现、展示和管理疾病。根据定义，最厉害的疾病，那些最复杂、最令人惊叹、最神秘的疾病，都是在医院里被揭秘和展示出来的。

医院是严肃的地方，在某种程度上，是为罹患严重疾病的患者设计的。46年前，在他的早期作品中，克里其顿（Crichton）讨论了以医生为中心的医院设计和以患者为中心的医院设计存在的明显冲突：

> "以患者为中心的医院"概念现在很时髦……在过去很长一段时间，至少过去25年，人们一直认为，只有当患者需求不与医生的便利需求发生冲突时，医院才是为患者设计的。

有一位建筑师朋友对我说："有太多医院的设计简直一塌糊涂。"当然，任何医院都有一种令人持续生畏的感觉，但我不能说责任全在于临床医生。医务人员关注方位地图、布局规划以及患者流量，同时也关注如何合理规划急诊室和急诊放射科的位置等问题。在书中，神经外科医生亨利·马什（Henry Marsh）将责任归咎于私人筹款计划。

> 大多数通过私人筹款计划设计的建筑都枯燥乏味、毫无新意，但是造价不菲。私人筹款计划已被证明是一种修建二流公共建筑的昂贵方式。

医院必须跟随社会经济和流行病学的发展步伐共同改进。马什（Marsh）描述了他为医院修建一个屋顶花园所作的努力。经过多年的倡议和游说活动，他筹集了大量的慈善资金，现在终于能看到这一幕幸福的场景：医院的病床上几乎都没人，因为患者和家属都走出去享受绿色空间了。

克里其顿（Crichton）的评论点从关注结构转至对功能和态度进行叙述，这是一个小小的进步。通过描述住院患者对护理活动的看法，例如填写表格，在硕大无比的账簿上写写画画等，卡德拉（Khadra）预知了弗朗西斯（Francis）报告的主旨，将重点集中在系统事务上，而非患者身上。

医院的行政管理层级太多，从我是患者的角度来看，这家医院似乎是为满足他们自己的需求而建，而非为了我的需求而建。

塞西尔·赫尔曼（Cecil Helman）也描述了住院患者的观点：

拿在医院发生的事情为例吧。尽管他们很成功，也创造了很多技术上的奇迹，但是在患者眼里，画面并非如此，通常无法产生共鸣。他们把医院描绘成一个幽闭、恐怖的世界，就像奥利弗·萨克斯（Oliver Sacks）在《靠一条腿站着》（1991）中写的那样，许多人经历了人格解体的过程，丧失了部分个性。他们在极端焦虑的时刻，发现自己远离家人和朋友，平素常穿的衣服也被退去，穿上统一的病号服，成为一个标有数字的"病例"，躺在满是陌生人的房间里。不一会儿，还来了几个穿白大褂的陌生人推醒他们，问一些问题，并把他们的血液和体液带走分析。与此同时，几台呼呼作响的庞大机器指向他们，或者对他们身体的各个部位进行着检查。

萨克斯（Sacks）的那本小书也非常精彩，该书生动地刻画了一位从不思考、毫无同情心的外科医生形象，同时也描述了萨克斯（Sacks）自己的人格解体过程。然而，书里面也有不少针对临床医生和医务人员的正面描述。当萨克斯（Sacks）发生意外，经历着早期的痛苦时，他遇到了一位年轻的、来自挪威的外科医生：

在我的脑海中，他一直保持着极为生动和体贴的形象，因为他本人就代表着健康、活力和幽默，对患者满是真诚、主动的共情。他蹦蹦跳跳、手舞足蹈，向我展示他曾经的伤口，而且还恢复得完美无瑕。

赫尔曼（Helman）在别处断言道：

在我们的社会，医院已经沦为工厂，成为另一种形式的大规模工业化生产，在一端输入患者这种原材料，在另一端生产出健康的人来，或者说，至少其目的如此。在我们生命中的关键时刻，同时也是充满焦虑和疑惑的时刻，他们却把我们从人变成了产品，那些维系我们人格的生命丝线面临着被拆除的危险。许多医院已经变身为企业，仅仅致力于生产（如果不是致力于利润和成本效益的话），却不考虑这种方式所耗用的其他成本，例如社会成本、情感成本、精神成本等。医院已经成为由经理们经营着的企业，主要目的是为了让其他管理人员、会计人员，或者位于食物链高层的行政领导获益。难怪现在许多患者对医院心存不满。

拜纳姆（Bynum）写道：

尽管存在着这么多的问题，但医院还是要继续存在下去。医院具备以下三个特征让其在人们的生活中不可或缺：高超的诊断技术、急诊护理能力和外科手术能力。

我们应该把赫尔曼（Helman）、萨克斯（Sacks）、卡德拉（Khadra）和克里其顿（Crichton）所表达的情绪视为某种挑战：如何在有限的资源，以及受实用主义思想影响下（为最多数的人谋求最大的利益），仍然"保持仁爱"。这些情绪也需要和普通百姓在一所地方医院可能被关闭时所表现出来的愤怒之情形成对照。有一些重要的挑战存在于医院的历史、精神风貌、领导能力、医院设计艺术当中，我们需要采取更加有力的举措来应对这些挑战，而不只是在陈词滥调的医院宗旨里说说而已。

发生在某一家医院的故事片段可能没什么特别之处，同样的故事或许还在世界其他医院发生着。一幢建筑由毫无生命的砖头和混凝土浇灌而成，也把一个令人费解、往往机能失调的组织机构圈在了其中。但这幢建筑本身具备天然的叙述能力，它的故事和我们的故事，以及患者的故事一样确凿有力。这家复杂的医院并不完美，满是瑕疵，但随着它的消亡，我在此提出这样一个观点：这家医院一直以来代表着最高形式的人类奋斗以及社会所付出的努力。

亚洛夫（Yalof）在她的"后记"中，把医院和人类相提并论，她如此预测：

还有一件事我敢肯定：事物依然会往前发展。从这个意义上说，医院的"心脏"会效仿，甚至会超过人类的心脏。它会一直跳动。

这家约克山医院代表着人们齐心协力所付出的仁爱努力，或许定义了什么叫"文明"。它既是某种隐喻，也是一把衡量人类至善的标尺。也许这家医院并不如人们渴望的那么好，但是也不像我们想象的那么糟糕。这就是我们医院的故事。

（宋　彦　译）

参考文献和延伸阅读

Adams DN. *The Restaurant at the End of the Universe*. London: Pan; 1980.

Allan T, Gordon S. Chapter 50. In: *The Scalpel, the Sword: the story of Doctor Norman Bethune*. Toronto: McClelland & Stewart; 1952.

Berger J, Mohr J. *A Fortunate Man: the story of a country doctor*. Readers Union edition. London: Penguin Press; 1968.

Bynum W. Medicine in the modern world. In: *The History of Medicine: a very short introduction*. Oxford: Oxford University Press; 2008.

Crichton M. *Five Patients*. New York, NY: Alfred Knopf; 1970.

Daniels IR, Rees BI. Handwashing: simple, but effective. *Ann R Coll Surg Engl*. 1999; **81**: 117-18.

Dobelli R. Everyone is beautiful at the top: halo effect. In: *The Art of Thinking Clearly*. London: Hodder & Stoughton; 2013.

Gawande A. On washing hands. In: *Better: a Surgeon's Notes on Performance*. London: Profile Books; 2007.

Helman C. Introduction: the healing bond. In: Helman C, ed. *Doctors and Patients: an anthology*. Oxford: Radcliffe Medical Press; 2003.

Helman C. Hospital. In: *Suburban Shaman: tales from medicine's frontline*. London: Hammersmith Press; 2006.

Johnson NF. Section 1.4 The key components of complexity. In: *Simply Complexity: a clear guide to complexity theory*. Oxford: Oneworld; 2009.

Khadra M. What cost, compassion? In: Slater S, Downie R, Gordon G et al., eds. *The Magic Bullet and Other Medical Stories*. Glasgow: Royal College of Physicians and Surgeons of Glasgow; 1999.

Kurose D, Renals T, Shaw R et al. Fallopia japonica, an increasingly intractable weed problem in the UK: can fungi help cut through this Gordian knot? *Mycologist*. 2006; **20**: 126-9.

Leake CD. Portrait of a hospital, 1752-1948, to commemorate the bi-centenary of the Royal Infirmary, Manchester. *Yale J Biol Med*. 1953; **25**: 289-90.

Marinker M. Sirens, stray dogs, and the narrative of Hilda Thomson. In: Greenhalgh T, Hurwitz B, eds. *Narrative Based Medicine: dialogue and discourse in clinical practice*. London: BMJ Books; 1998.

Marsh H. Oligodendroglioma. In: *Do No Harm: stories of life, death, and brain surgery*. London: Weidenfeld & Nicolson; 2014.

Meyers T, Hunt NR. The art of medicine. The other global South. *Lancet*. 2014; **384**: 1921-2.

Peters TJ, Waterman RH, Jr. Hands on, value-driven. In: *In Search of Excellence*. London: HarperCollins; 1982.

Robertson E. *The Yorkhill Story: history of the Royal Hospital for Sick Children, Glasgow*. Glasgow: Yorkhill and Associated Hospitals Board of Management; 1972.

Sacks O. *A Leg to Stand On*. London: Picador; 1991.

Shaw R, Tanner R. Weed like to see less of them. *Biologist*. 2008; **55**: 208-14.

Whitman W. O me! O life! In: *Leaves of Grass*. Philadelphia, PA: David Mackay; 1892.

Yalof I. *Life and Death: the story of a hospital*. New York, NY: Random House; 1988.

第九章

故事结束了吗

Colin Robertson , Fiona Nicol

除非我们能想办法让那些人谈谈他们希望如何度过生命的最后时光，否则我们的努力……将会像是在黑暗中摸索。

利德比特和加伯(Leadbeater and Garber), 2010

关于死亡的故事

大多数人，一想到有一天我们将不复存在，就会感到害怕。因此，拒斥死亡，有意识地拒绝接近和公开谈论死亡的过程以及与死亡相关的机制，这是很常见的现象。对一些人来说，拒斥死亡反映出死亡本身是难以想象的。"对我来说，我将不复存在，这是不可能的事情。或者说，这充满活力、躁动与悲喜的灵魂只不过是组合在一起的尘埃，当维系它的弹簧断裂，火花熄灭时，它也就随风而散，这对我来说是不可能的。"(Wollstonecraft, 1796)

哲学家史蒂芬·凯夫(Stephen Cave)认为处理对于死亡的恐惧的一种方式是讲述关于死亡的故事。他认为人类在不同时期、不同文化中，通过对自己讲述这些故事来安慰自己，这些故事包括遗产故事、智慧故事等。

遗产故事是指通过你所做的工作，或者通过你的孩子，也就是你的基因，延续你的生命。当然，我们会回归原子和分子，而这些原子和分子将"继续存在"下去，因为物质和能量既不会被创造也不会被毁灭。"……它不会化为乌有，我们将在一千片草叶中、在一万片树叶上，重生；我们将随着雨点坠落，随着清风飘扬；我们将在那尘世的星空和月光下，在露水中闪烁。"对于一些人来说，这种形式是令人欣慰的，即使它并不包含他们本来的肉体和精神。

大量证据表明前人和其他文明都相信上述故事。埃及的金字塔、土耳其的哥贝克力石阵、奥克尼的麦豪石室和爱尔兰的纽格莱奇墓都具有神秘气息和神秘的色彩。古罗马人庆祝祖灵节，会在持续九天的节日期间到亲人墓前祭奠，还会进入到墓内专设的房间里开野餐庆祝会。每年有三百万游客站在泰姬陵前，也许他们忘了这是一座由丈夫沙贾汗为亡妻泰姬·玛哈尔建造的陵墓。维多利亚时代人们对死亡和哀悼的思索，仍然回荡在建筑、历史遗迹、艺术以及日渐杂草丛生的墓地中斑驳的墓碑上。参观苏格兰的格拉斯哥大墓地或伦敦的肯萨尔格林公墓，你可以看到典型的 19 世纪死亡之城的模样。

凯夫认为，这些故事的反复出现源于我们对死亡和消亡的恐惧。他提出了智慧故事，既然我们不知道死亡是什么样子的，那我们就没什么可恐惧的了。关键在于，不要浪费时间为你生命的有限而忧虑，而是要享受你现在的每时每刻，把它看作一份意外的礼物，或幸运的降临，当然，事实也是如此。想象一下你本来还有可能出生于何时何地，你就会因现在所拥有并会继续拥有的机会而感到惊奇。早期哲学家也持类似的观点：

当我们活着的时候，死亡还没有来临；当死亡来临的时候，我们已经不复存在。所以死亡与活着的人无关，也与死去的人无关。（伊壁鸠鲁）

如果这些话难以理解，那就看看蒙田的这段话吧：

我们不知道死亡会在哪里等着我们，那就让我们随时随地等着它……对于那些真正懂得死亡并非坏事的人来说生活对他也不会有什么恶意。

死亡行为

所有这些故事都是关于死亡本身的，而未涉及死亡行为。纵观历史，即存在公开讨论死亡。在中世纪的欧洲，黑死病促使了缓释放弃生命的极端情绪和行为相关指南的出版。1414—1418 年间《论优雅死亡的艺术》由康斯坦茨理事会委托发行，内容包括：死亡为何无法避免；向临终之人提出的问题；应对死亡的建议等。这些书都非常受欢迎，被译成多种语言，并带动了一系列类似文本的出版。

尽管我们每天在媒体上都会接触到或真实的或虚构的暴力及死亡画面，但是21世纪的人对于死亡的体验是无声的、模糊的、遥远的。在发达国家，很少有人真正见过尸体，更不用说触摸过了。这与他们在电视、电影和电子游戏中见过的死亡人数形成鲜明对比。到一个人年满18岁时，在媒体中看到的死亡人数数以万计。95%以上的死亡画面涉及暴力，并影响了青年或中年人。但现实却与此大不相同。在英国，每年约有50万人死亡，其中三分之二超过75岁，三分之一超过85岁。其中四分之三的死亡是"可预测的"，因为他们经历了一段久病或身体衰败期。只有不到1%的人会以屏幕上看到的方式，如被射杀、刺杀，因爆炸或其他外伤而死亡。因此实际上，大多数人的真正死因是癌症、心脑血管疾病和老年性痴呆等，而这一切却不为人所知。更重要的是，很少有人真正理解死亡的机制，它与屏幕上的描绘无疑是完全不同的。

挽救生命还是延缓死亡

死亡有四种基本模式（图9-1）：突然死亡（通常是意外的），例如由于心脏停搏、严重颅内出血、意外事故或自杀；不治之症，例如癌症或感染；器官衰竭，生理机能丧失；身体日益虚弱和衰退：逐渐失去行动能力和生活自理能力。前两种模式对年轻人的影响比老年人大。器官衰竭可以影响任何年龄段的人，但现实中，大多数人都会因虚弱和衰老而死亡。

现在，我们谈论了很多挽救生命的干预措施和药物，但我们真的是要延缓死亡吗？没有什么能真正阻止人最终走向死亡。那既然我们不能改变人终将死亡这个事实，我们可以选择死亡方式吗？医学对这种情况做出了重大贡献。努力延长积极、感性和充实的生活是令人钦佩的，但这必须有一个限度。幸运的是，我们不能无限期延缓死亡或终止死亡。真正的永生是难以忍受的。在希腊神话中，特洛伊人提索诺斯和最近《神秘博士》及其衍生剧《火炬木小组》中的杰克·哈克尼斯上校，都经历了真正的永生所带来的一切痛苦。

也许最好的方法是从叙事角度将死亡视为故事的结束，通过它的存在使人们能够真正欣赏生命。

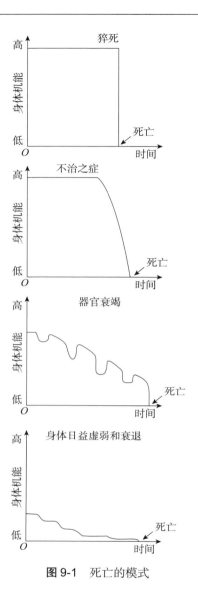

图 9-1　死亡的模式

谈死色变

我们不愿讨论死亡,这有一点奇幻思维的意味。奇幻思维是指一个人将现实中的影响归因于思想或无关事件。奇幻思维是幼儿的正常思维发展阶段,但许多成年人也有类似的信念。学龄前儿童拒绝站在铺路石缝隙上,网球或足球明星在发球或罚点球前总会重复某种固定的仪式,这两者之间没有本质的区别。成年人拒绝谈论死亡，或许是因为他们认为提及死亡会招致死亡的降临。

死亡有众多的委婉说法（表 9-1）。这充分表现出人们对死亡的禁忌。委婉语过滤和模糊了现实。如果我们使用这些术语，就是合谋欺骗并可能会引起误解。告诉亲属某个在重症监护病房的患者"去了更好的地方"可能会被误解为将他送回普通外科病房。

另外一个值得注意的现象是，人们常用充满战斗性的语言来描述死亡。常见的讣告和悼词经常会使用一些诸如"作战""斗争""奋斗""战斗"等情绪化的词语来与绝症相联系，这种军事化语言听起来很怪。它们是否准确或合适？既然死亡是不可避免的，就算个人"战斗"可能会获胜，它也只不过是在注定要失败的大战役中进行的小规模冲突的胜利。真有这么多人在与绝症"斗争"吗？或只是反映出临床医生和护理人员拒绝接受死亡这一自然过程？也许"斗争"针对的只是死亡的过程而不是死亡的状态。

表 9-1　英语中死亡的委婉语（斜体为英国较常见的说法）

Angels carried them away

Asleep

Bought(it, a one-way ticket, the farm)

Breathed their last

Brown bread(probably cockney rhyming slang, bread-dead)

Cashed or checked in(or out)

Ceased to be

Checked into the horizontal Hilton

Climbed the stairway to heaven

Croaked

Deceased

Departed

Entered(the Pearly Gates, eternal rest, the hereafter, Heaven etc.)

Faded away

Fallen off their perch(c.f. Monty Python and the "Dead Parrot Sketch")

Flatlined

Gave up the ghost

Got their just reward(or wings)

Gone or Went(west, to a better place, toes up, to join the ancestors, the way of all flesh, to their maker, to be with the Lord, to Davy Jones' locker, to the happy hunting grounds, to their Long Home etc. . . .)

Hopped the twig

Journey's end

Kicked(the bucket, can)

Knocked on Heaven's door

Laid down

Left or Lost(this life)

Left the building(Elvis has. . .)

Met(an untimely end, their Maker)

Passed(away, on, the point of no return)

Pegged out

Perished

Playing a harp

Popped their clogs

Pushing up daisies

Resting(in peace)

Shuffled off this mortal coil(*Hamlet* Act III, scene I)

Six feet under(the traditional depth for burial)

Sleeps(with the fishes)

Slipped(away, their cable)

Substantive negative outcome

Succumbed

Surrendered their life

Terminated

Turned up their toes

Their number's up

Walked the plank

Was called home

年龄似乎会影响人们对死亡的态度。年轻人会去寻找各种的理由来含蓄地拒绝死亡的可能性，他们会说："我年轻、健康、不吸烟、饮食健康、坚持锻炼和服用他汀类药物，所以我不必考虑多年之后才会到来的死亡。"随着年龄的增长，对死亡理解的加深，人往往就开始能接受死亡。

老年人对待死亡的态度似乎更加冷静、积极和平和。这可能是由于受他们较高水平的积极的人生态度的影响。这一点从老年人更易满足而更少焦虑和抑郁就能看出来。另一方面，年龄和健康状况可能与对死亡的接受度无关。伊壁鸠鲁的墓志铭"*Non fui，fui，non sum，non curo*"（我曾经不存在；后来我存在；现在我已死；而我不在乎），被刻在许多罗马纪念碑上，现在有时还被用于人文主义者的葬礼上，但有很多人不会"温和地走进那个良夜"，而是"怒斥，怒斥光明的消逝"（狄兰·托马斯）。

医护人员不一定比患者及其亲属更了解死亡，所以往往不能很好地为他们提供建议、指导或教育。我们常常专注于恢复和保持健康。对许多医生来说，死亡的实际经验甚至都是遥远的。过去，医学生会在前两年经常接触解剖室里浸泡在福尔马林里的尸体和验尸室里刚刚死亡的尸体，而现在这两种情况不常见了。解剖已经变成了示教解剖。尸检已被数字成像和三维彩色重建所取代。亲眼看到或处理肢解的四肢或尸体和观看电脑生成的图像，二者之间没有关联。对死亡的接触和了解已经变成了一种"电子游戏"。

尽管我们教过本科生如何富有同情心地宣布坏消息，但我们并没有教他们要如何了解医疗护理的局限性，也没有教他们如何面对不可避免的死亡。除非有一位导师向我们展示如何认识到现代医学能力的局限性并相应地为患者提供支持，否则很难使我们避免成为拒斥死亡的同谋。

案例9-1　菲斯肯太太

菲斯肯太太92岁，多年来一直是我的患者，她精力充沛，一个人住在福利住房里，从未生过大病，也没有住过院。我也几乎没在保健中心见过她，她的朋友突然请求医生上门，说明问题比较严重。当我到达时，她正躺在床上，脸对着墙。她的朋友告诉我，她已经有一段时间没有菲斯肯太太的消息了，过来看望才发现她躺在床上，而且家里已经没有食物了。她看起来神志很清醒，一直在设法自己上厕所，并且对她的朋友叫我上门这件事耿耿于怀。

我没有发现她有任何急性症状，也没有发现她的精神状态有任何改变，但她告诉我，她现在已经准备好要去死了。她不认为她的决定是不理智的，她没有抑郁症，也没有精神疾病的症状。实际上，她这个现在应该死去的决定，似乎是相当理性而且经过深思熟虑的。她告诉我，除了请我上门的那位女士之外，她所有的朋友都死了。她没有家人，也没遗产继承人。我们讨论了她如何处置她的遗产，因为她拥有许多某些博物馆可能感兴趣的历史文物。她神志清醒，但身体却变得越来越虚弱，而且在她的朋友来看望她之前，已经有很长一段时间没有出门了。

于是，她把脸转向墙壁（这是比喻意义也是字面意义）。大约10天后，她在自己的床上平静地死去。片区护士照料过她，我也每天去看她是否有任何症状需要处理，但她从来没有。她似乎没有受到疼痛或口渴的折磨，她喝了自己觉得需要的东西。在她去世前不久的一天早上，她似乎在睡觉，我轻轻地碰了碰她的肩膀。

她睁开眼睛，看到我，呻吟着问道：

"我还活着吗，医生？我没想到会需要这么长时间。"

"说实话，我也没有想到。"我回答道。

死亡的质量

在英国，大多数死亡发生在医院，且越来越多地发生在重症监护室或特别加护病房，在这里，患者被精密昂贵的设备包围着、疏远着、隔离着，尽管有近60%的人害怕死在医院里，更何况这实际上也加重了资金日益紧张的国民医疗服务体系的经济压力。

技术成了医护人员的保护壳，但是它并不会保护，甚至还可能会威胁患者家属。既然三分之二的人想死在家里，为什么有这么多人却死在医院里？死亡带来恐惧；我们最害怕"被告知我们要死了"（71%的人非常或相当害怕）、"独自死去"（65%）、"有亲密的朋友或家人即将死去"（79%）以及"在痛苦中死去"（80%）。

大多数人会选择"在睡梦中死去"或突然死亡（最常见的是心脏停搏、脑血管疾病或创伤）作为自己首选的死亡方式。虽然这种死亡方式可以让自己避免疼痛和痛苦，但前提是他们已经向家人和朋友交代了后事，安排好了财务事项，计划了葬礼的安排，并为死亡做好了充分准备。然而，很少有人把每一天都当作最后一天来过。尽管如患者协会（Patient Association）和英国老人（Age UK）这样的组织提供了一些现成的模板和不错的实用建议，还是很少有人事先安排后事或留下遗嘱。

最近，《英国医学杂志》前任编辑理查德·史密斯（Richard Smith）为该杂志写了一篇题为"死于癌症是最好的死亡"的博客。不出所料，有了这个标签，来自读者（大多数是普通民众）的反应是愤怒和痛苦。最激烈的反应来自癌症患者，或死于癌症的患者的亲友。阅读这些评论很有启发性。其中有许多评论包含伊丽莎白·库伯勒-罗斯（Elizabeth Kübler-Ross）首次强调的一种或一种以上的反应，即否认、愤怒、交涉、沮丧和接受。根本的共同点是，评论者都经历了"痛苦"死亡的部分或全部过程。他们特别强调了儿童或年轻人无法忍受或无法控制的疼痛和死亡。但其实大家误解了史密斯的核心观点。他的真正意思是，癌症的诊断通常为患者及其家属提供了时间尺度，不管这个时间是长是短，都可以允许患者及其家属在一定程度上做好准备以实现部分或完全意义上的"善终"（表9-2）。相比之下，如果是突然的、意外的死亡，那么对于患者，尤其是家属来说，这一切都被剥夺了。

表9-2　"痛苦"离世与"安详"离世

"痛苦"离世的可能因素	"安详"离世的可能因素
无法控制的剧烈疼痛	有你想要的人（家人、朋友）在身边
无法控制的症状	无痛苦
例如：恶心、呼吸困难；	有尊严
便秘	时间拉得不长
孤独	拥有控制权
难以启齿的病情，例如：艾滋病	被视为一个独特而完整的个体
无尊严或隐私	为死亡做好了准备（我想在哪里离世、葬礼的安排、护理等方面的期望）
未做好准备、有未解决的问题	在"正确"的时间离世
	能够为他人做出贡献，例如：礼物、信息、时间

控制症状只是临终关怀的一部分。实现"善终"的一个要素就是时间预测。在诊断时，患者及其亲属通常要求准确预测剩余时间。众所周知，这非常困难。大多数临床医生都经历过预测不准而引起的尴尬。高估剩余时间可能会让患者及其家人感到被欺骗了；低估剩余时间会引发对诊断准确性和临床医生能力的质疑。无论哪种情况，医患之间的相互信任都会丢失。

案例 9-2　厄克特先生

厄克特先生曾在非洲生活和工作多年。他患了直肠癌并在那里接受了手术。他和妻子回到英国，在旧城区买了一套公寓，位于陡峭的四层石阶的顶部。那里没有电梯。他本来以为自己还能与癌症赛跑，多活几年，可是现在看来天未必遂人愿，于是他俩就一起过来坦率地讨论他们今后的计划。

肿瘤的骨转移和对骨盆的局部侵蚀使他感到剧烈的疼痛，并且自由活动也成了一个大问题。他和妻子希望他能在家中离世。他们以非凡的坚忍和不同寻常的开放态度承受着处境的改变。他从不抱怨，只是说止痛药"不太符合标准"。尽管有当地临终关怀机构用专业知识对他进行帮助，但唯一可以控制疼痛的方法是注射吗啡。当时我怀孕了，每天背着医药箱，气喘吁吁地爬到顶楼。尽管他自己处境不好，但他们还是很关心我的状况。这是他们转移注意力的一种方式吗？或许是吧，但他们也从不避讳谈论自己的情况并一直为此做着准备。

尽管我们尽了最大的努力，还是未能完全成功地控制病痛。我学会了永远不要承诺能够控制所有症状。许多人不仅害怕死亡，也害怕死亡的过程，对一些人来说，这可能是他们最恐惧的。他的妻子至今仍是我的患者，经常给我带一些她最近出国旅行的纪念品。我已经成为他们家庭故事的一部分。

案例 9-3　詹姆斯

詹姆斯大概是格拉西克·吉本（Grassic Gibbon）的苏格兰经典小说《日落之歌》（*Sunset Song*）中的一个角色。他是农民的儿子，已没有家人，他为他的狗而活着，他有癫痫和头痛症状。影像扫描显示占主导地位的额叶有一个占位性病变,表明这很可能是恶性胶质瘤。

经过手术和放疗后,他的病情得到了很好的缓解。组织学检测结果很明显,他被确诊患有恶性胶质瘤。在每月的病例回顾中,外科医生、病理医生、放疗师和肿瘤科医生一致认为他大约还剩 18 个月。不出所料,他病情复发并进行了二次手术。虽然类固醇和吗啡有助于缓解头痛,但在与詹姆斯讨论后,他同意"逐渐减少"用药。他想"在家中,在他的狗身边"离世。我打电话给詹姆斯的全科医生,征求他的片区护理或姑息性治疗的建议。这个全科医生为一个小型农村社区提供服务,他表示几乎帮不上什么忙。"他还能活多久?"他问。我想最多几个星期。全科医生说:"我们有一个空房间。如果只是几个星期,我们可以收留他,还有他的狗。"全科医生的妻子以前是护士,也同意了这个计划。

"真是好人啊!"我想。

10 年后,吉米(詹姆斯的昵称)和他的狗仍然是他医生家的成员。他经常独自一人去拍片和进行组织学检查,片子送到其他医学中心,也得出了相同的诊断和预后。

詹姆斯在医生家里生活了 15 年后去世了。他的坟墓在一个安静的悬崖顶上。墓碑及碑文是医生的家人委托他人制作的。

在三分之一的癌症病例中,即使是"专家"也会犯重大错误,重大错误指的是预测患者的剩余时间不到实际剩余时间的一半或者超过实际剩余时间的两倍。对于其他晚期疾病,如心力衰竭、慢性肺病或肝病,准确地预判更是难上加难。当需要确定是否需要进行姑息性治疗或临终关怀,并安排相应的时间时,情况就更糟了。虽然可以使用各种常用的多变量分析工具,如姑息预后评分(PAP)、姑息预后指数(PPI)、生存预测评分(SPS)等,但它们都不够完善。将它们应用于患者这一"群体"是有帮助的,但如果是针对个别患者,尤其是对伴有其他疾病的老年患者(如慢性肺病或血管疾病)来说,它们就不那么有用了。

如果临床医生觉得将自己医治"失败"的患者的护理和责任移交出去会让自己感觉不舒服,那么问题就会变得复杂。无论这种对话在何时以何种形式发生,事实都必须准确无误。疾病发展的时间轨迹非常有帮助,但在信息不完整的情况下进行这些讨论将不可避免地导致问题(例:案例 9-4)。

案例9-4 一个"恶性"肿块

住院医师问患者是否可以让我检查她腹股沟的肿块,并示意我向前。患者是一位年长修女,来自一个与外界隔绝的修女会,她性格开朗,从不抱怨。她同意说:"我们都必须学习。"肿块直径约 2 厘米,坚硬、边界不清且位置固定,即使对于一个没有经验的医学生来说,它的性质也是显而易见的。

"如果你同意,我想我们应该将肿块切除,看看它是什么。"住院医师说。然后跟她确定了早期活检日期。"你为什么不直接告诉她那是什么?"我一边喝咖啡一边问,脑子里全是上学时学到的要对患者公开、诚实等行医理念。"这个时候告诉她又有什么用?"他回答道。"还是让我们先了解一下病理吧。"

两天后我去手术室查看手术进程。主治医师熟练地从大量纤维组织中解剖出肿块,将其放在肾形盘中并缝合好伤口。在将标本放入病理标本容器之前,他小心地切开了肿块。手术刀在肿块上发出摩擦声,然后停了下来。他轻轻地剖开纤维组织,里面露出一块暗淡的金属碎片。

手术当晚查房时,我们在修女的病床前停了下来。她正坐着喝茶,对身边的病友饶有兴趣。

"你以前做过手术吗?"住院医师问道。

"不算真正做过,"她回答道。

"你说的'不算真正做过'是什么意思?"

"嗯,在 1940 年,我因静脉曲张去做手术。但当时正值纳粹德国对伦敦的空袭期间,医院和手术室都被炸毁,他们不得不停止手术。后来,很多人受了重伤需要住院治疗,相比之下,我认为静脉曲张不算什么就没在意。"

住院医师意味深长地看了我一眼,对修女笑了笑。

"嗯,你根本不用担心肿块。在轰炸时的混乱中,他们一定是把一个叫做静脉剥离器的小仪器的末端留在了你体内。随着时间的推移,它周围长了一些纤维组织,于是就形成了明显的肿块。现在一切都过去了。"

"哦,"她眨着眼睛叫道,"我想你可以说这是一个'修女与剥离器'的案例。"

叙事和"善终"

与患者讨论绝症的诊断和预后，或告知亲属突然死亡的消息，可能是临床医生面临的最大沟通挑战。我们已经提到了一些障碍，如：诊断或预后的不确定性；临床医生的挫败感；缺乏沟通培训。

临床医生可能没有足够的经验或完整的策略来处理情绪给患者、亲属甚至他们自己带来的影响。递一盒纸巾很有用，但还不够，这需要投入大量的时间。让叙述节奏与参与者的需求相匹配是至关重要的，这可能需要几天或几周的时间来磨合。最后，你的文化信念、个人信仰不得侵犯患者或家属的信仰。这就是第五章中讨论的演员和表演者技巧的核心所在。演员可能会去演他们不喜欢的角色，说他们不认同的台词，但是观众必须完全相信他们。同样地，音乐家至少在演奏的时候要避免情感外露，以防影响表演。

SPIKES 约定是进行上述讨论的实用框架。

场所（setting）	确保隐私，不受打扰，充足的时间。
	谁应该在场？
	你是否获得了所有必要的信息，例如实验室数据或影像资料等？
感知（perception）	患者对他们的疾病和现状了解多少？
信息（information）	患者希望以何种形式以及在何种程度上了解自己的病情？
知识（knowledge）	传达信息要清晰、缓慢、不使用术语，合乎患者的理解力和偏好。
	反复核实他们是否理解你说的话。
同理心（empathy）	认同患者的感受。
总结（summarise）	回顾并复查他们的理解程度。
	他们的目标是什么？
	制订后续计划、定期联系。

患者有自己的故事要讲，这一点经常被忽略。确诊为绝症或讨论死亡"破坏了生命叙事的连贯性，打乱了日常活动、破坏了身份和想象中的未来"。对

于一些人，尤其是老年人，需回顾和重新评估他们的需求。我们的任务之一就是让讲故事的人能够讲述他们的故事。事实的准确性和叙述的连贯性不如构建和分享故事的能力重要。

如何提高所有参与者提供的信息的准确性？一种方法是将讨论录下来，以便之后可以重听信息，加强理解。智能手机和迷你录音机让这一切变得简单。尽管存在争议，但一项对问诊录音（未必是在绝症的情况下）的评估表明，患者很重视这些记录，因为这提高了他们对问诊内容的理解而且他们的家人也能够分享信息。

电子媒体的价值也经常被忽视，而患者在这一过程中走在了我们前面。社交媒体的便利意味着患者可以立即找到并分享信息。阅读患有常见或罕见疾病的患者的博客，或者阅读最近失去至亲的人的博客，是一种磨炼。这些坦率的交流往往不同于医患之间的当面讨论。我们不应该把电子媒体的发展视为威胁，而是需要了解为什么我们的一些患者可以在网上非常坦率地表达自己并做出适当的回应。许多在面谈中由于时间和地点的限制而无法涵盖的问题，在社交媒体上，他们是可以轻松回答的。事实上，在社交媒体上，双方都能给出更加成熟缜密的支持性答案，且可供反复阅读。

在现代社会，死亡是一个经过净化的禁忌话题。我们需要恢复这个话题，以便我们都能讲述我们的故事。来自澳大利亚的危重病学专家彼得·索尔（Peter Saul）建议我们所有人都要为死亡制订一个计划。我们需要考虑的是：在哪里离世、我们希望得到怎样的医学干预、谁将确保我们的计划能够执行。无论我们的支持者是谁，家人也好，朋友或同事也罢，他们都需要时间、近距离接触以及在压力下采取行动的能力。我们所有人面对的问题是：如果我们无法替自己说话或表达我们的愿望，谁会知道我们的需求并能够替我们将其适当地表达出来呢？

案例 9-5

我发现可以将生命视为一本书：如同书的开头和结尾都被书皮包裹着，我们的生命也被出生和死亡所固定。即便这本书受到开头和结尾的限制，它仍然能带我们去遥远的地方，异国的风情，奇异的冒险。即便这本书受到开头和结尾的限制，书里面的人物是不会被限制的。

他们只知道构成他们自身故事的那些短暂片刻，即使是在这本书被合上的那一刻。书中的人物不会害怕走到最后一页。朗·约翰·西尔弗（Long John Silver）不会害怕你读完了《金银岛》。所以我们也应当如此。想象一下你自己的生命之书，它的书皮，开头和结局以及你的出生和死亡。而你只能知道生与死之间的那些时刻，那些构成你生命的时刻。因此，无论在你生前还是死后对书皮之外的事产生恐惧是毫无意义的。你不必担心这本书有多厚，无论它是本连环画还是部史诗。唯一重要的是，你活得精彩！

斯蒂芬·凯夫（Stephen Cave）

我们要重新将死亡视为自然过程，把它从现在的医疗化的世界中带走。我们要记住，长寿意味着将老年时期延长，而非将青年时代延长。我们可以从其他学科和文化中学到很多。我们可以否认或拒绝面对自己的死亡，但有个事实我们无法逃避：生活还要继续。我们出生、生活、死亡，但是家人、朋友、同事仍继续生活。我们的感受已被无数代人体验过。然而科技的进步，加之我们相信科学可以解决一切问题，这反而让现代的死亡应对机制显得更加落后。早期希腊哲学家强调心神安定——面对损失和创伤时保持平静。丧亲和创伤领域的研究员乔治·博南诺（George Bonanno）也强调——我们终归是有复原能力的。如果生活就是我们的故事，死亡必将被视为叙述的一部分。对一些人来说，死亡是一本书的结束；对另一些人来说，死亡是一章的结束。无论如何看待死亡，故事可以而且应该被讲述，可能的话，带着笑声和同情心来讲述。

没有人真正参透生活的真谛，这并不重要。去探索世界吧。深入生活，你就会发现，一切都是那么饶有趣味。我们所能达到的理解生命的最高境界是笑声和人类的同情心。

理查德·费曼（Richard Feynman）

（郑德虎　译）

参考文献和延伸阅读

Bolton D, Dearsley P, Madronal-Luque R *et al*. Magical thinking in childhood and adolescence: development and relation to obsessive compulsion. *Br J Dev Psychol*. 2002; **20**: 479-94.

Brandt HEI, Ooms ME, Ribbe MW *et al*. Predicted survival vs. actual survival in terminally ill noncancer patients in Dutch nursing homes. *J Pain Symptom Manage*. 2006; **32**: 560-6.

Chow E, Harth T, Hruby G *et al*. How accurate are physicians' clinical predictions of survival and the available prognostic tools in estimating survival times in terminally ill cancer patients? A systematic review. *Clin Oncol(R Coll Radiol)*. 2001; **13**: 209-18.

Costello J. Dying well: nurses' experiences of 'good and bad' deaths in hospital. *J Adv Nurs*. 2006; **54**: 594-601.

De Jong JD, Clarke LE. What is a good death? Stories from palliative care. *J Palliat Care*. 2009; **25**: 61-7.

Department of Health. *First national VOICES Survey of Bereaved People: key findings report*. London: Department of Health; 2012. Available at: www.gov.uk/government/uploads/system/uploads/attachment_data/file/216894/First-national-VOICES-survey-of-bereaved-people-key-findings-report-final.pdf(accessed 16 April 2016).

Elwyn G. Should doctors encourage patients to record consultations? *BMJ*. 2015; **350**: g7645.

Finlay E, Casarett D. Making difficult discussions easier: using prognosis to facilitate transitions to hospice. *CA Cancer J Clin*. 2009; **59**: 250-63.

Lawton MP, Kleban MH, Dean J. Affect and age: cross-sectional comparisons of structure and prevalence. *Psychol Aging*. 1993; **8**: 165-75.

Maltoni MI, Caraceni A, Brunelli C *et al*. Prognostic factors in advanced cancer patients: evidencebased clinical recommendations-a study by the Steering Committee of the European Association for Palliative Care. *J Clin Oncol*. 2005; **23**(25): 6240-8.

Maxfield M, Kluck B, Greenberg J *et al*. Age-related differences in responses to thoughts of one's own death: mortality salience and judgments of moral transgressions. *Psychol Aging*. 2007; **22**: 341-53.

Romanoff BD, Thomson BE. Meaning construction in palliative care: the use of narrative, ritual, and the expressive arts. *Am J Hosp Palliat Care*. 2006; **23**: 309-16.

Smith R. A good death: an important aim for health services and for us all. *BMJ*. 2000; **320**: 129-30.

Steinhauser KE, Clipp EC, McNeilly M *et al*. In search of a good death: observations of patients, families, and providers. *Ann Intern Med*. 2000; **132**: 825-32.

Tsulukidze M, Durand M-A, Barr PJ *et al*. Providing recording of clinical consultations to patients-a highly valued but underutilized intervention: a scoping review. *Patient Educ Couns*. 2014; **95**: 297-304.

Woolley JD. Thinking about fantasy: are children fundamentally different thinkers and believers from adults? *Child Dev*. 1997; **68**: 991-1011.